透析患者管理

问与答

主　审　刘伏友　孙　林

主　编　刘　煜

副主编　贺理宇　周　琳　聂曼华

编　者（以姓氏笔画为序）

王　畅　方　盼　邓雄杰　卢　璨　叶慕尧　成　平　成梅初

朱笑萍　朱健玲　朱雪婧　向流霞　刘　虹　刘　帝　刘　莉

刘　煜　刘志文　刘劲松　刘映红　刘海洋　刘家君　李　军

李　峥　李　莉　李　琐　李飈家　杨灵芝　杨淡眹　肖　力

宋盼爱　张　磊　张　蕾　张三勇　张宏青　陈　蔚　陈安群

陈国纯　陈俊香　陈晓君　周　琳　周　循　周　翔　周琳珊

赵　浩　段绍斌　贺理宇　骆　敏　袁　芳　袁　度　袁曙光

聂曼华　唐程远　符　晓　韩雅纯　曾梦汝　谢续标　蔡　娟

廖佳颖　谭　亮　谭　夏

绘　图　廖佳颖（兼）

人民卫生出版社

·北　京·

图书在版编目（CIP）数据

透析患者管理问与答 / 刘煜主编. -- 北京：人民
卫生出版社，2024. 8. -- ISBN 978-7-117-36510-9

Ⅰ. R459.5-44

中国国家版本馆 CIP 数据核字第 20246ZP282 号

人卫智网	www.ipmph.com	医学教育、学术、考试、健康，购书智慧智能综合服务平台
人卫官网	www.pmph.com	人卫官方资讯发布平台

透析患者管理问与答

Touxi Huanzhe Guanli Wen yu Da

主　　编：刘　煜
出版发行：人民卫生出版社（中继线 010-59780011）
地　　址：北京市朝阳区潘家园南里 19 号
邮　　编：100021
E - mail：pmph @ pmph.com
购书热线：010-59787592　010-59787584　010-65264830
印　　刷：北京顶佳世纪印刷有限公司
经　　销：新华书店
开　　本：710×1000　1/16　　印张：11　　插页：8
字　　数：191 千字
版　　次：2024 年 8 月第 1 版
印　　次：2024 年 9 月第 1 次印刷
标准书号：ISBN 978-7-117-36510-9
定　　价：69.00 元

打击盗版举报电话：010-59787491　E-mail：WQ @ pmph.com
质量问题联系电话：010-59787234　E-mail：zhiliang @ pmph.com
数字融合服务电话：4001118166　　E-mail：zengzhi @ pmph.com

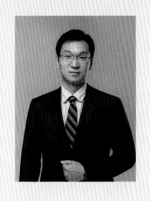

刘煜，医学博士，副研究员，博士研究生导师。现任肾脏疾病与血液净化学湖南省重点实验室副主任、中南大学湘雅二医院国际合作与交流办公室主任。学术兼职：中国病理生理学会肾脏病专业委员会委员兼秘书、湖南省医学教育科技学会新技术专业委员会常委、第八届湖南省青年联合会委员。

2001年在中南大学湘雅医学院（原湖南医科大学）获临床学士学位并留校工作，2007年获中南大学临床医学硕士学位，2010年获临床医学博士学位，2012—2014年在美国乔治亚医学院从事博士后研究工作。

长期从事肾脏疾病基础和临床研究，主持和承担国家和省部级项目近10项，以第一作者和/或通信作者身份在 *Redox Biology*、*The FASEB Journal* 和 *Clinical Science* 等期刊发表SCI论文二十余篇，参编《临床肾脏病学》，参译世界肾脏病经典名著《Brenner & Rector 肾脏病学》，获2020年湖南省自然科学奖一等奖，参与《糖尿病肾脏疾病肾性贫血认识与管理中国专家共识（2023年版）》制定。

内容提要

　　本书是面向基层肾内科医师、慢性肾脏病患者及其家属，特别是接受透析治疗的患者及其家属的一部通俗易懂的肾脏病专著。以问答形式回答了214个基层肾内科医师、慢性肾脏病患者及其家属所共同关心的慢性肾脏病与透析相关问题。内容涉及慢性肾脏病基础知识、肾脏病围透析期管理、透析技术基本原理、血液透析与腹膜透析患者并发症处理、肾移植术前术后相关诊疗与管理知识。另外，本书针对患者及其家属如何进行科学自我管理，如何加强慢性肾脏病防治，以及透析期间的饮食营养、精神心理、卫生健康等问题以问答形式进行了介绍与指导，通俗易懂、简明扼要、可读性强、实用价值高，适合基层肾内科医护人员、慢性肾脏病及透析前后患者及其家属阅读。

慢性肾脏病患病率高、病情进行性发展，部分患者最终可发展为终末期肾病（尿毒症），必须依靠血液透析与腹膜透析等肾脏替代治疗。透析治疗目的是排出肾衰竭患者体内的代谢废物，调节水、电解质平衡等。目前，中国慢性肾脏病患者数超过 1 亿，透析患者数达 100 万以上，每年新增透析患者约 10%。尿毒症患者需要长期进行透析治疗才能维持生命。

近年来随着透析技术的发展与进步，我国近 10% 的尿毒症患者透析治疗时间已超过 10 年。在漫长的维持性透析治疗过程中，患者饮食营养、生活起居、精神心理状况、腹膜透析导管及血管通路的维护和透析相关并发症的处理等与患者的透析充分性、生活质量及长期预后密切相关。中国透析患者近半数在二级医院治疗，因此，提高基层医院肾内科医护人员对透析相关问题的认识与处理能力，对提高患者治疗效果具有重要意义。鉴于此，国内知名肾脏病专科，中南大学湘雅二医院肾内科刘煜博士组织所在专科的高年资医师编写了本部专著。

该书分 5 章，共 10 余万字，具有以下特点：一是科学性强，参编医师大多为医学博士，有留学经历，长期在肾内科临床一线工作，具有较丰富的理论与实践经验；二是以临床问题为导向，实用性好，本书针对慢性肾脏病防治，特别是透析相关临床问题进行了言简意赅、通俗易懂的回答；三是内容较新，本书结合国内外相关研究新成果与新进展，重点介绍了透析诊疗相关的新技术、新方法与新趋势，既是一本适合基层肾内科医生、护理人员参考的临床工具书，又可供广大患者及其家属阅读。

中国人民解放军总医院肾脏病医学部主任
中华医学会肾脏病学分会第十二届委员会主任委员
2024 年 8 月

　　慢性肾脏病是临床常见病与多发病，中国慢性肾脏病患病人数超过 1 亿，但知晓率仅为 12.5%，合理治疗率为 7.5%，大约 5% 慢性肾脏病患者最终发展至终末期肾病（俗称尿毒症）。尿毒症患者需要接受透析或肾移植以维持生命。目前，我国有透析患者 100 万以上，年新增透析患者约 10%。尿毒症患者需要接受肾移植或终身透析治疗，给国家医疗卫生资源带来沉重负担。虽然近年来维持性透析患者生存时间有所延长，但如何进一步提高透析质量、防治透析相关并发症、提高患者生存率与生活质量仍是一个极其重要的现实问题，也是临床肾内科医师、患者及其家属共同关注的话题。

　　目前有关慢性肾脏病的学术专著及科普论著不少，但适用于广大基层医务工作者，特别是肾内科初级专业人员、透析患者及其家属的专著不多。为此，我们积极组织了中南大学湘雅二医院肾内科专家教授及青年医生共同编写了这部《透析患者管理问与答》，以加深基层肾内科医师、透析患者及其家属对慢性肾脏病，特别是透析相关并发症的认识，提高科学管理水平，旨在进一步提高防治尿毒症患者透析相关并发症的水平，延长患者生命，提高患者生活质量。

　　本书具有科学性、可读性、实用性等特点。专著采用问答形式，以国内外肾脏病及透析相关指南和专家共识为依据，结合撰写人员多年的临床经验，以严谨的科学态度、深入浅出地解释了慢性肾脏病的基本知识，科学地回答了广大基层肾内科医师在实际工作中经常碰到的问题。同时，用通俗易懂的语言为患者及其家属答惑释疑，简明扼要并精准回答慢性肾脏病、透析前后管理，透析患者饮食、生活起居、心理、卫生，血管通路与腹膜透析并发症，肾移植前后管理等相关的实际问题。

　　本书将为广大基层肾内科医务工作者、透析患者及其家属在透析管理过程中提供一定的帮助。由于时间仓促，编者水平有限，书中错漏在所难免，恳请读者不吝指正。

2024 年 8 月

第一章　慢性肾脏病基本知识

第二章　围透析期慢性肾脏病管理

第三章　血液透析

第一节　血液透析基本概念

第四章　腹膜透析

第一节　腹膜透析基本问题

第二节　腹膜透析与腹膜炎

第三节　腹膜透析患者饮食与营养

第五章　肾移植

慢性肾脏病基本知识

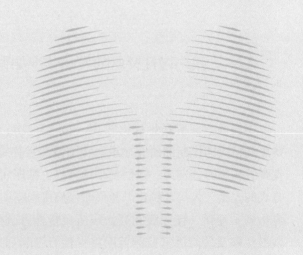

1 什么是慢性肾脏病

慢性肾脏病是指任何原因导致的肾脏结构损伤或功能异常，病程超过 3 个月。肾脏结构损伤或功能异常包括尿检异常（蛋白尿、血尿等）、肾脏组织病理学检查异常、影像学检查异常，或有肾移植病史（伴或不伴肾小球滤过率下降），或不明原因肾小球滤过率下降 [< 60ml/（min · 1.73m^2）]。在临床实践中，医师通常通过尿检、血检、肾脏组织病理学检查以及影像学检查（肾脏彩超等）等寻找肾脏结构损伤或功能异常的临床与实验证据，以明确患者是否患有慢性肾脏病。

2 我国慢性肾脏病发病情况如何

中国慢性肾脏病患病率较高，2012 年 *The Lancet* 一项关于中国慢性肾脏病患病情况的横断面研究显示，我国慢性肾脏病患病率为 10.8%，前 3 位的慢性肾脏病病因分别为：慢性肾小球肾炎、糖尿病及高血压。近年来，随着生活方式的改变、人口老龄化以及代谢疾病患病率的增高，慢性肾脏病的病因构成也出现了变化，糖尿病和高血压所致慢性肾脏病的占比逐年升高。第六次中国慢性病及危险因素监测首次将慢性肾脏病列入监测疾病。这项具有代表性的全国横断面研究纳入了中国 31 个省级行政区 176 874 名成年人的数据，结果显示：慢性肾脏病在我国的患病率为 8.2%，肾功能受损和蛋白尿的患病率分别为 2.2% 和 6.7%。该研究成果 2022 年发表在国际著名的医学期刊 *JAMA Internal Medicine*。

3 肾脏在人体的哪个位置

正常人体含有两个肾脏，左右各一，平均大小为 11cm × 6cm × 3cm，位于腹膜后间隙内。左肾较右肾更靠近中线，左肾上端平第11胸椎下缘，下端平第2腰椎下缘（图1-0-1）。右肾比左肾低半个椎体，与十二指肠降部、肝脏右叶、结肠右曲等毗邻；左肾与胃、胰、空肠、脾和结肠左曲毗邻。因此，右肾位置较左肾低约1.5cm，在通常情况下，肾活检的穿刺部位一般定位于右肾下极。

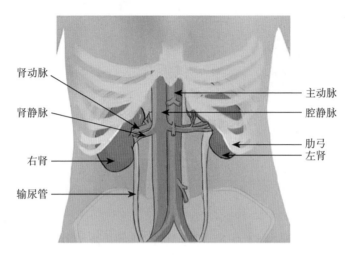

图1-0-1　肾脏在人体正常位置

 肾脏的基本功能单位是什么

　　肾脏是人体重要的排泄器官，调节水、电解质、酸碱平衡，同时也具有重要的内分泌功能。正常人体肾脏的基本功能单位称为肾单位。健康成年人每侧肾脏约有100万个肾单位。肾单位包括肾小体和肾小管，肾小体由肾小球与肾小囊构成（图1-0-2）。血液流经肾小球，通过肾小球滤过膜在肾小囊形成原尿。正常人24小时原尿量为170~180L，流经肾小管，经肾小管重吸收后生成1 000~2 000ml尿液排出体外。肾小球滤过膜由内皮细胞、肾小球基膜及足细胞构成，各种病因所致肾小球滤过膜受损会引起蛋白尿、血尿等异常。肾小管由近端小管、髓袢和远端小管组成。尿液生成依赖于肾小球、肾小管和集合管的协同作用。慢性肾脏病患者肾脏功能受损时可出现蛋白尿、血尿、水肿、高血压、血肌酐升高、尿量改变、贫血等症状。

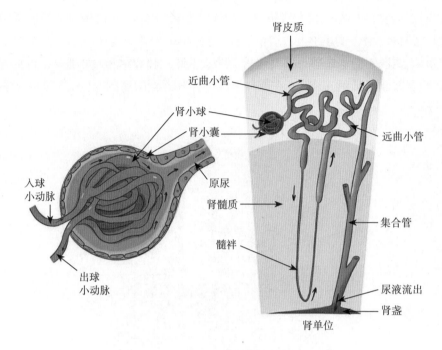

图 1-0-2　肾脏的基本单位示意图

尿液是怎么形成的

尿液的形成可分为三个基本过程：肾小球滤过、肾小管和集合管重吸收、肾小管和集合管分泌与排泄。血液流经肾小球时，除血细胞和分子量大的蛋白质外，血浆中的水分、无机盐离子和小分子溶质等物质可以滤过到肾小囊腔内形成原尿。原尿流经肾小管时，其中全部的葡萄糖、99% 的水、部分无机盐等被肾小管重吸收，肾小管和集合管对水的重吸收与机体水、盐摄入密切相关。饮水不足、体内失水过多或摄入盐过多都会引起血浆晶体渗透压升高，从而刺激下丘脑视上核附近渗透压感受器，使下丘脑 – 神经垂体合成释放抗利尿激素增多，调节水的摄入量。另外肾素 – 血管紧张素 – 醛固酮系统也参与调节，醛固酮分泌增加，水、钠重吸收增加，尿量减少，使细胞外液渗透压趋向于恢复正常，而多余的水、无机盐和未被重吸收的尿素、肌酐等组成尿液。另外，肾小管和集合管上皮细胞还将自身产生的物质和血液中的物质转运至肾小管腔内，如尿中的氨、钾、氢等，最终形成终尿。终尿经肾盂流入输尿管，再汇入膀胱。尿液的形成是连续不断的，但尿的排出是间歇的。当膀胱里的尿液贮存达到一定量时，膀胱壁受压，产生尿意，最终经过尿道排出体外。肾脏通过生成尿液排出体内的有害物质和多余的水分，维持机体内环境稳态。24 小时尿量 < 400ml 或成人、儿童尿量 < 0.5ml/（kg·h）[新生儿 < 1ml/（kg·h）]，称为少尿；24 小时尿量 < 100ml，称为无尿。

6　肾脏有哪些功能

肾脏是人体的重要器官，基本功能是生成尿液。机体中的水、无机盐以及尿素等物质经过肾小球滤过之后，形成原尿，再经肾小管和集合管的重吸收等作用，最终形成尿液，尿液进入肾盂后，经过输尿管流入膀胱，贮存到一定量时，被排出体外。肾脏除了生成尿液，还具有其他功能：①调节体内水和渗透压：肾脏一般通过下丘脑 – 神经垂体抗利尿激素系统来维持体液正常渗透压，然后通过肾素 – 醛固酮系统维持血容量。主要调节过程是：体内水分丧失时，细胞外液渗透压升高，产生口渴，增加饮水；抗利尿激素分泌增加，肾远曲小管、集合管重吸收水分增多，尿量减少。②调节电解质浓度：肾小球滤液中含有多种电解质，当进入肾小管后，根据人体需要，钠、钾、钙、镁、碳酸氢根、氯及磷酸离子等大部分被重吸收，以起到维持人体生命活动的作用。③调节酸碱平衡：肾脏通过排泄酸性物质、重吸收碱性物质的方式来调节人体体内酸碱平衡，还可通过控制酸性和碱性物质排出量的比例来维持酸碱平衡。④内分泌功能：肾脏可分泌肾素、前列腺素和激肽等物质，起到调节血压的作用。肾脏同时分泌红细胞生成素刺激骨髓造血，维持和促进正常的红细胞生成，还通过产生 1, 25– 二羟维生素 D_3 调节钙的代谢。此外，肾脏还是许多内分泌激素的降解场所，如胰岛素、胃肠激素等。当肾功能不全时，这些激素代谢半衰期明显延长，易引起代谢紊乱。

7 随着年龄增长肾功能减退情况如何

肾脏衰老会引起各种结构性改变，包括显微解剖学改变，如肾小球硬化、肾单位数量减少和肾单位肥大等，以及肉眼可见的解剖学改变，如肾脏体积改变、肾脏囊性变和表面粗糙度增加等。衰老过程中肾脏结构改变可导致肾功能逐步降低。研究显示，随着年龄增加，肾小球滤过率（glomerular filtration rate，GFR）的平均下降值为每十年 7.5 ml/（min·1.73m^2）。在对单个肾单位 GFR 研究中发现，肾单位随着年龄增加而减少，单个肾单位的 GFR 却未出现代偿性增加，表明 GFR 对应的代谢需求随肾脏衰老而不断下降。这种代谢率随年龄增加而降低与衰老肾脏 GFR 下降相关。基线 GFR 不能完整描述随着年龄增长肾脏的整体功能和动态变化，临床常需要量化肾功能储备状况。老年人群常出现肾功能储备下降，这一因衰老而发生的肾功能储备下降具有以下临床意义：①如果发生新的特定肾病，如糖尿病肾病或血管炎，病情可能更严重；②更易发生急性肾损伤；③经肾脏排泄药物的毒性蓄积；④选择活体肾脏供者时，需要采用与年龄相适应的标准。此外，老年人群也存在肾脏保钠能力和迅速排泄过量钠的能力受损、最大尿液浓缩能力和最大尿液稀释能力降低，以及发生低肾素性醛固酮减少症导致高钾血症的风险升高等其他功能性改变。但需要注意的是，年龄相关 GFR 下降的基础原因是肾小球硬化引起的肾单位丢失，并不会引起进展性慢性肾脏病（chronic kidney disease，CKD），而目前对所有年龄段使用相同 GFR 阈值的 CKD 诊断标准，可能会导致对老年人群中 CKD 负担的高估与过度诊断，以及对许多老年人进行不必要的干预，增加其心理负担与用药负担。研究提示，白蛋白尿是鉴别正常衰老所致估算 GFR（estimated GFR，eGFR）下降与其他原因所致 CKD 的有效标志物。

8 慢性肾脏病好发于哪些人群

慢性肾脏疾病主要好发于下列人群：①饮食及生活习惯不健康者。高蛋白饮食、吸烟、过度饮酒者。可引起代谢性疾病如：肥胖、高脂血症、高尿酸血症，易出现肥胖相关性肾病、痛风及尿酸性肾病等。②反复呼吸道、尿道、肠道感染的慢性感染者，容易发生肾小球肾炎，如 IgA 肾病等。③有肾脏病家族史者，如多囊肾病，Alport 综合征，Fabry 病，遗传性肾小管疾病等。④糖尿病、高血压及心血管疾病患者易罹患糖尿病肾病、高血压肾病、心肾综合征等。⑤长期服用镇痛药、抗生素和中药的人群可能会受到肾毒性成分的影响，或直接损伤肾脏，或诱发免疫反应造成肾损伤，或导致肾缺血、肾小管梗阻等造成肾损伤。长期服用非甾体抗炎药也容易导致肾小管间质损伤。⑥65 岁以上的老年人。研究表明，随着年龄增长，肾脏组织结构及全身血流动力学、内分泌代谢发生改变。通常在 40 岁以后肾脏各种功能渐进性下降，50～60 岁日益明显，在某些致病因素作用下更易出现肾脏损伤。⑦自身免疫病患者。如：系统性红斑狼疮、系统性血管炎、类风湿关节炎等患者，容易出现肾脏受累，导致继发性肾脏损伤。⑧过敏性紫癜反复发作的患者。发作时机体对某些致敏物质产生免疫反应诱发组织损伤，主要累及皮肤、胃肠道、关节和肾脏。肾脏损伤可表现为血尿、蛋白尿等。⑨肝脏疾病患者。比如乙型病毒性肝炎可合并乙肝相关性肾病，肝硬化可继发肝肾综合征。⑩前列腺增生或习惯憋尿者。经常憋尿及前列腺增生易导致尿流动力学改变，引起病原体滋生并经输尿管逆行感染，常易导致尿路感染和肾盂肾炎。

9　年轻人也要关注肾脏是否健康吗

年轻人也要关注肾脏健康。慢性肾脏病患者中，年轻人占一定比例，且透析患者当中 40 岁以下的患者占 10%～20%。由于肾脏代偿功能强大，肾脏疾病患者早期没有明显症状，因此不易发觉。近年来，随着对健康的重视，早期关注与体检，能够使肾脏疾病诊断前移，有助于慢性肾脏病的早期干预。

年轻人通常不注重饮食健康，过度摄入高热量、高盐、辛辣的重口味食物增加了肾脏的代谢负担，容易对肾脏造成损伤。另外，年轻人喜欢熬夜，长期睡眠作息紊乱可打乱肾脏的生物节律。不良嗜好如吸烟也可能会影响到肾脏的血流动力学。因此调整饮食习惯与生活习惯，使肾脏保持健康状态非常重要。

10 腰痛就是慢性肾脏病吗

腰痛是一种肾脏疾病常见症状，但腰痛不一定由肾脏病直接导致，据统计只有少部分肾病患者会出现腰痛症状。多种肾脏疾病和其他科疾病均可引起腰痛，需综合临床表现、病史以及辅助检查如尿检、腰椎 X 线检查、泌尿系统超声及造影、盆腔超声等进行鉴别诊断，明确病因。可引起腰痛的常见疾病如下。

（1）**肾脏疾病**：①肾脏感染性疾病，如急性肾盂肾炎、肾脓肿等。症状为单侧腰痛，常伴有寒战、高热。②肾囊肿或肾肿瘤。由于囊肿或肿瘤牵扯肾包膜，导致持续性胀痛。③肾结石。表现为发作性剧烈绞痛，放射至会阴部，伴有恶心呕吐、大汗、肉眼血尿等症状。

（2）**骨科疾病**：①腰肌劳损，即腰部肌肉受损伤，又分为急性腰部扭伤和慢性腰肌劳损。急性腰部扭伤，最初几小时到几天疼痛最剧烈，疼痛感和僵硬感会在一至两周内减轻至完全康复。慢性腰肌劳损是久坐或长时间弯腰等反复使用腰肌的动作，使腰肌过度运动所致，主要表现为腰部隐痛，病情容易反复，体力劳累后加重，休息后缓解。②腰椎间盘突出，常发生于中老年人。为椎间盘髓核纤维环破裂导致髓核突出，压迫神经丛而引起神经根性腰痛，疼痛程度与椎间盘突出刺激和椎间压力增高有关，患者在长时间行走后或干重活时，腰痛症状会加重，常可出现下肢疼痛。

（3）**妇科疾病**：包括盆腔炎、子宫内膜异位症及盆腔静脉淤血综合征等，常会引起腰痛，其腰痛特点一般为酸痛、胀痛、坠痛，疼痛主要位于腰骶部。

11 水肿形成的机制是什么

水肿形成的基本病理生理机制包括：①血管内外液体交换失衡，组织液生成大于组织液回流。如毛细血管流体静压增高，血浆胶体渗透压降低，微血管壁通透性增加，或淋巴回流受阻。②体内外液体交换失衡，球管失衡造成水钠潴留。如肾小球滤过率下降，近曲小管重吸收水钠增多或远曲小管和集合管重吸收水钠增多。

12 临床常见水肿类型有哪些

临床常见水肿包括心源性水肿、肾源性水肿、肝源性水肿、营养不良性水肿、内分泌代谢疾病所致水肿、经前期紧张综合征、药物性水肿、妊娠性水肿、结缔组织疾病、变态反应性水肿和特发性水肿等。

13 水肿是慢性肾脏病的常见信号吗

水肿是慢性肾脏病的常见信号，肾源性水肿的机制详见图 1-0-3。诊断肾源性水肿必须依据临床表现和实验室检查，并排除其他原因，如心源性水肿、以顽固性腹水为主要表现的肝源性水肿、甲状腺功能减退引起的黏液性水肿等。

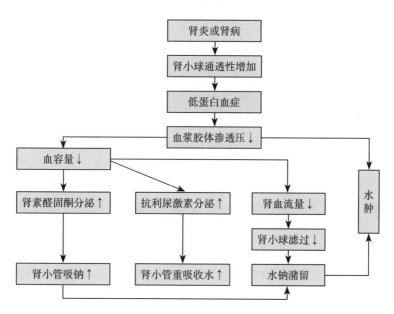

图 1-0-3 肾源性水肿机制

14 为什么有些慢性肾脏病患者颜面部水肿，有些下肢水肿

肾脏是人体水、盐代谢的主要器官，所以慢性肾脏病患者最容易发生水肿。肾病引起的水肿特点是早期出现眼睑部水肿，逐渐进展至整个颜面部水肿，病情进一步恶化可出现低体位部位如下肢凹陷性水肿，甚至发展成全身性的水肿，出现胸腔积液、腹水等浆膜腔积液和外生殖器水肿。水肿程度加重提示病情加重，患者可能出现严重低蛋白血症，肾衰竭，或心功能不全，导致体内过多的液体排出障碍。

15 慢性肾脏病患者水肿为什么时轻时重

如上所述，水肿的变化与疾病严重程度相关。以肾病性水肿为例，一般是由蛋白尿引起的低蛋白血症造成血浆胶体渗透压降低，液体大量进入到组织间隙形成水肿。尿蛋白丢失越多，血清白蛋白水平越低，血浆胶体渗透压下降明显，水肿加重。严重的时候甚至会出现全身水肿。当患者严格接受治疗，同时严格控制饮水量，坚持低盐、低脂、优质低蛋白饮食后，随着血清蛋白水平的提升，蛋白尿缓解，水肿就会得到控制、减轻。另外，慢性肾脏病合并心力衰竭（简称心衰）出现的水肿会随着心衰的纠正而好转。但当疾病复发，病情加重，又可发生水肿。所以有些慢性肾脏病患者水肿时轻时重。

16 什么是多尿，什么是少尿，什么是尿频

（1）多尿：成人 24 小时尿量为 1 500ml 左右，大于 2 500ml 称为多尿。多尿包括生理性尿量增多和病理性尿量增多。生理性因素如饮水、饮茶过多，进食过咸或大量输液等出现暂时性多尿，不需要特殊治疗，建议患者保持适当饮水，避免摄入过量水分，避免高糖高盐饮食。病理性多尿因素较多，如糖尿

病、尿崩症、肾性多尿及精神性多饮等，如通过生活管理仍出现多尿，则应尽快就医，明确病因，及时治疗。

（2）少尿：成人24小时尿量低于400ml或每小时少于17ml时，称为少尿。少尿以病理性因素为主，分肾前性、肾性和肾后性因素三大类。①肾前性少尿：见于严重脱水、失血、休克、心力衰竭、肾血管狭窄及其他有效循环血容量不足病症等。②肾性少尿：主要包括急进性肾小球肾炎、高血压危象、急性肾衰竭等各种原因造成的肾实质性病变。③肾后性少尿：常见于泌尿系统结石、输尿管或尿道狭窄、肿瘤压迫、前列腺增生、肾扭转等尿路梗阻或排尿功能障碍。

（3）尿频：成人白天排尿4～6次，夜间0～2次，次数明显增多称为尿频。尿频包括生理性、精神神经性和病理性尿频。①生理性尿频：饮水过多，精神紧张或气候寒冷时排尿次数增多属正常现象。特点是每次尿量不少，也不伴随尿急、尿痛等其他症状。②病理性尿频：常见于多尿性尿频、炎症性尿频、神经性尿频、膀胱容量减少性尿频、尿道口周围病变等。出现病理性尿频，则须到医院完善尿常规及尿沉渣分析等检查，必要时进行中段尿培养有助于明确尿路感染病原菌。另外，泌尿系统影像学检查可以帮助查明尿频原因，如泌尿系统超声检查可观察肾脏大小，了解泌尿系统是否存在畸形、结石、肿瘤、梗阻、肾周异常等。泌尿系统X线检查可发现不透X线结石，计算机断层扫描（CT）可用于测定残余尿量，了解膀胱排空状况。

17 夜尿增多常见于哪些情况

夜尿增多在临床上可称为夜尿症，指患者夜间排尿次数≥2次，且尿量大于750ml或超过白天尿量。夜尿增多的原因分为生理性原因与病理性原因。生理性原因如睡前大量饮水、服用利尿剂等药物、不良生活方式等。病理性原因包括，①泌尿系统疾病：高血压肾病、肾性尿崩症、神经源性膀胱、痛风性肾病、慢性肾盂肾炎、前列腺增生、多囊肾等。②内分泌及代谢性疾病：高血压、糖尿病等因肾脏浓缩功能减退而出现夜尿增多，高钙血症等。③其他系统疾病：充血性心力衰竭、各类原发性睡眠紊乱、睡眠障碍等。因此，当夜间需多次排尿而影响正常生活或精神健康时，应对夜尿增多的原因进行鉴别和针对性治疗。

18 尿里有泡沫是慢性肾脏病吗，有什么其他原因可以引起泡沫尿

尿中有泡沫不一定由慢性肾脏病所致。

非病理性因素包括尿液出现浓缩，排尿比较急，小便池内有去垢剂、消毒液等可以导致泡沫尿。病理性因素见于尿液中的有机物和无机物发生改变，比如蛋白、糖、炎性分泌物、胆红素等增多，使尿液张力变小形成泡沫。其中尿液中蛋白含量异常升高是引起泡沫尿的最常见原因之一，也是各种疾病尤其是肾脏病的重要临床表现。各类原发性肾小球肾炎和继发性肾脏损害，如糖尿病、高血压、痛风、肝炎等，均可以导致肾脏损害，尿液中蛋白增加。而多发性骨髓瘤、急性血管内溶血、白血病等，虽然肾功能正常，但由于血中异常蛋白质增多，经肾小球滤出，超过肾小管重吸收能力，尿液中也有蛋白出现。如果尿液表面漂浮着一层久久不散的细小泡沫，可能是蛋白尿，但应以尿液检查为准。

19 尿的颜色异常分别提示哪些问题

健康人的尿液肉眼观察多呈淡黄色或橘黄色。在病理情况下尿液可呈不同的颜色。①深黄色或琥珀色：常见于胆红素尿，另外某些食物和药物也可使尿液呈黄色，如维生素 B_2、利福平、呋喃唑酮。②红色、粉色或棕红色：可能与尿道、膀胱或肾脏感染、结石或肿瘤有关。另外尿液呈红色要排除月经血污染。③白色或浑浊：可能由泌尿道感染或尿路结石引起。此外，各种原因引起的淋巴管堵塞所致乳糜尿也呈白色。④浓茶色或酱油色：可能与阵发性睡眠性血红蛋白尿、蚕豆病、血型不合的输血反应等溶血性疾病有关。⑤绿色：见于铜绿假单胞菌感染以及服用亚甲蓝等药物。⑥蓝色：主要见于蓝尿布综合征，也可能与食物或药物使用有关。

20 **血尿颜色越深，肾病越严重吗**

血尿指的是尿液中出现红细胞，尿液颜色通常呈现红色或棕红色。血尿颜色深浅不一定能直接反映肾脏病的严重程度，具体情况需要进行综合判断。血尿的出现可能与许多因素有关，一般而言泌尿系统感染、肾结石、肿瘤等均可发生血尿，多囊肾患者也经常出现血尿，其颜色越深可能提示出血量越多，应该去医院就诊。血尿也是慢性肾脏病患者常见临床表现，如 IgA 肾病，其血尿颜色越深可能反映疾病活动度越高。总之，血尿颜色深浅在有些情况下不能反映肾脏疾病的严重程度，有些情况下可以反映疾病的活动度。应该去医院检查，评估肾脏病病情，必要时结合病史、临床表现、影像学和实验室检查，如肾功能检查、尿沉渣、肾活检等综合判断分析。

21 **何谓血尿，血尿常见于哪些疾病**

正常人尿液中没有或仅有极少量红细胞。当用显微镜观察到尿液中含有红细胞，且红细胞总数 > 8 000 个 /ml 或观察 10 个高倍视野平均红细胞数 > 3 个 / 高倍视野时称为血尿。若只能靠显微镜才能检查出的血尿，称为镜下血尿。血尿颜色与出血量多少有关，当出血量超 1ml/L 时，尿液可呈淡红色、洗肉水样颜色或鲜红色，称为肉眼血尿。

引起血尿的常见疾病如下。

（1）**泌尿系统疾病：**①肾小球疾病：急性肾小球肾炎、原发性慢性肾小球肾炎。②炎症：肾盂肾炎、前列腺炎、膀胱炎、尿道炎、肾及膀胱结核、泌尿系统霉菌感染等。③结石：肾盂、输尿管、膀胱、尿道结石等。④肿瘤：肾、输尿管、膀胱及前列腺肿瘤等。⑤遗传性疾病：多囊肾、薄基底膜肾病、肾及尿路各种畸形等。⑥其他原因：间质性肾炎、泌尿系统外伤等。

（2）**全身性疾病：**①血液病：血小板减少性紫癜、血友病、过敏性紫癜、白血病、再生障碍性贫血、恶性组织细胞病等。②结缔组织病：系统性红斑狼疮、皮肌炎、结节性多动脉炎、硬皮病等。③感染性疾病：感染性心内膜炎、流行性出血热、败血症、丝虫病、猩红热等。④心血管疾病：充血性心力衰竭、高血压、肾动脉栓塞、肾静脉血栓形成。⑤内分泌代谢疾病：糖尿病肾病、肾淀粉样变、甲状旁腺功能亢进症等。

（3）邻近器官疾病：包括急性阑尾炎、盆腔炎、输卵管炎等。

值得注意的是，剧烈运动后可出现一过性血尿，通常不合并其他异常，并且在休息后血尿就能消失。此外使用吲哚美辛、环磷酰胺等药物，或汞、铅等重金属中毒也可导致血尿，临床应予以鉴别。

22 何谓肾小球性、非肾小球性、混合性血尿，各代表什么疾病

为了鉴别血尿来源，其临床分型与分类如下。①异型：临床亦称为肾小球性血尿，尿中红细胞呈多种形态变化，即红细胞大小形状、胞外及胞质内血红蛋白含量都发生改变，即以变形红细胞为主，其分类计数各单位检查方法不一样，正常值报道差别较大，一般以 50%~80% 定义为肾小球性血尿。有观点认为，尿中棘形红细胞（细胞呈面包圈样）数量达 5% 时，亦提示为肾小球性血尿。临床上主要见于各种原发性或继发性、急慢性肾小球肾炎。②均一型：临床亦称为非肾小球性血尿，显微镜下以一种红细胞为主，细胞为浅黄色，双凹圆盘形，一般与外周血中红细胞接近，分类计数均一形态红细胞＞60%。临床认为均一型血尿来源于泌尿系统感染、肿瘤、肾结核、结石、血管病变与外伤等。③混合型：尿中兼有一定比例正常和变形红细胞（约各占50%），提示血尿不起源于一个部位，由肾小球性和非肾小球性双重病理变化所致。

23 血尿如何进行鉴别诊断

引起血尿的原因很多，绝大多数由泌尿系统疾病引起，常见于感染、肾小球疾病、结石和肿瘤等，全身性疾病及泌尿系统邻近器官疾病也可引起血

尿，详见问题 21。因此需要详细询问病史、查体和针对性辅助检查，并将获取的临床资料进行综合分析，找出引起血尿的原因。鉴别诊断思路如图 1-0-4 所示。

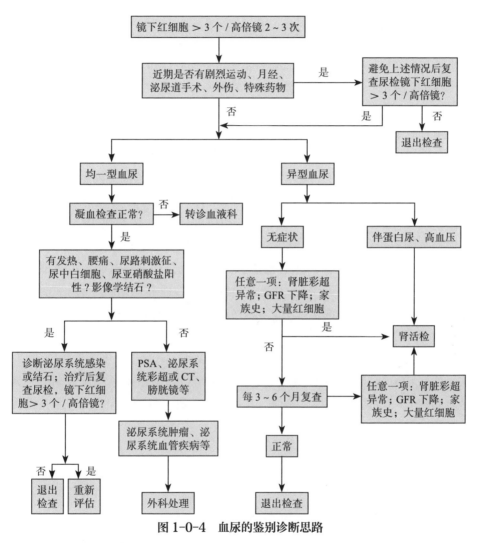

图 1-0-4 血尿的鉴别诊断思路

注：PSA，前列腺特异性抗原；GFR，肾小球滤过率；CT，计算机断层扫描。

24 突发血尿是什么情况，什么是"胡桃夹现象"，得了怎么办

突发血尿是指在排尿时突然发现尿液呈现红色或粉色。突发血尿时，须明确是否为真性血尿。摄入过量红心火龙果、番茄等食物或某些药物及其代谢产物（如苯妥英钠、利福平等）都可能导致尿液呈红色。女性月经期，有经血混在尿液中也可出现血尿。引起突发性血尿的原因包括，各种原发性肾小球疾病及继发性肾脏损伤、尿路感染、结石、肿瘤等。其中最常见的病因是尿路感染，女性更易发生；结石尤其是输尿管结石也易突发血尿；肾小球疾病如 IgA 肾病、肾盂肾炎、肾结核、肾癌等也常突发血尿。鉴别诊断见问题 23。

值得注意的是，临床上一些瘦高的青少年（或儿童），长时间站立后出现非肾小球源性血尿，这种现象被称为"胡桃夹现象"，最早由 1972 年比利时放射科医师 De Scheper 命名。由于腹主动脉和肠系膜上动脉的分支之间在正常状态下形成了一个夹角，左肾静脉从这里穿过，如夹角过小，可造成左肾静脉受压，肾静脉高压、淤血，就像胡桃夹紧紧地夹住胡桃一样。"胡桃夹现象"检查包括多普勒超声、CT、磁共振成像（magnetic resonance imaging, MRI）、静脉造影和血管内超声等，其中 CT 发现肾门与主动脉 – 肠系膜处的血管直径比值 ≥ 4.9，诊断本病的特异度为 100%。本病一般不需要特殊治疗，在轻度症状的情况下，建议观察。以下情况可以考虑手术：严重血尿（尤其是复发性）；严重腹部疼痛，贫血，自主功能障碍，肾功能损害（包括持续性直立蛋白尿，精索静脉曲张形成等）；对于 < 18 岁的患者，24 个月保守措施无效。

25 体检发现血尿怎么办

体检中发现血尿在排除运动、饮食、月经期、药物因素后，一般是泌尿系统感染、结石、凝血功能障碍或肾小球疾病等引起，需要及时就医明确血尿的原因。具体检查包括，①尿沉渣检查：重复尿液分析排除误差，必要时检测尿

液中的细菌、白细胞，确定是否存在感染；识别尿红细胞大小及形态、细胞管型等帮助鉴别肾小球源性和非肾小球源性血尿。②自身免疫抗体检查：检测抗中性粒细胞胞质抗体（antineutrophil cytoplasmic antibody，ANCA）、血清抗核抗体、抗双链 DNA 抗体等，排除 ANCA 相关性血管炎或狼疮性肾炎等自身免疫性疾病。③排查肝炎、艾滋病、梅毒等传染性疾病。④血尿本周蛋白、血尿固定蛋白电泳等排查多发性骨髓瘤等血液系统疾病。⑤影像学检查：膀胱镜检、肾脏超声或 CT 扫描等，进一步确定血尿的原因。⑥特殊检查：对于肾小球来源的血尿，必要时可进行肾活检，明确病理类型，指导疾病治疗和预后。另外，特别注意的是有些良性家族性血尿或不明原因血尿患者，应定期复查尿液、肾功能等，监测病情。

26　剧烈运动后血尿一般是什么原因

　　剧烈运动后产生血尿，通常考虑生理性运动性血尿，但部分慢性肾脏病患者也可出现剧烈运动后血尿并持续存在。生理性运动性血尿一般在剧烈运动或军事训练之后出现一过性镜下血尿，甚至肉眼血尿。可能与肾脏轻微挫伤、肾静脉血淤滞，输尿管或膀胱黏膜、血管损伤有关。生理性运动性血尿通常在消除诱因后，多饮水、注意休息就能消失。但如剧烈运动后血尿持续存在，应到医院就诊排查肾脏相关疾病。一般情况下，剧烈运动后持续血尿的原因包括，①泌尿系统结石：患者在剧烈运动后，结石对膀胱、输尿管黏膜上皮造成损伤，可以出现血尿。泌尿系统结石通常会伴随腰部疼痛、尿痛、尿频、尿急等症状，疼痛严重时还会出现恶心、呕吐。泌尿系统彩超、CT 检查可帮助诊断。②泌尿系统肿瘤：肿瘤引起的血尿通常是无痛性血尿，需要进行泌尿系统彩超、腹部 CT 或肾脏 CT 等检查，必要时行泌尿系统增强 CT 或磁共振、肾血管成像检查，这种情况需要泌尿外科或肿瘤科医生帮助诊断、确定治疗方案。③慢性肾脏病：慢性肾脏病可起病隐匿，没有明显症状，患者通常体检时才发现，这些患者剧烈运动后诱发血尿并持续加重，须到专科医院就诊，必要时进行肾活检。

27 **慢性肾脏病患者长期血尿会变尿毒症吗**

慢性肾脏病患者长期血尿是否会发生尿毒症目前医学上尚无定论。但长期血尿一般说明肾脏病变处于活动状态。在临床上当患者长期出现血尿，须判断血尿来源。①肾小球源性血尿：通常来源于肾小球疾病，通过尿沉渣检查，当异形红细胞＞50%~80% 可考虑是肾小球疾病引起的血尿。常见疾病包括原发性肾小球疾病，如 IgA 肾病、系膜增生性肾小球肾炎、肾囊肿，多囊肾等。也可见于继发性肾小球疾病，如紫癜性肾炎、狼疮性肾炎等，其他少见疾病包括遗传相关性肾小球疾病，如 Alport 综合征、薄基底膜肾病等。上述某些疾病如不及时治疗可能会发展成尿毒症。②非肾小球源性血尿：尿沉渣检查均一形态红细胞＞60%。临床常见泌尿系统结石、泌尿生殖系统肿瘤、泌尿系统感染、肾动脉梗死、间质性膀胱炎、外伤、凝血功能异常等。总之，血尿原因复杂，一旦发现血尿，一定要做进一步的检查与诊断，明确病因。如血尿得不到及时有效治疗，部分严重的患者可能发展为尿毒症。

28 **什么是假性血尿，假性血尿常见的原因有哪些**

假性血尿是指在临床上用肉眼观看尿液颜色是红色，看似血尿，但非真正意义上的血尿。常见情况：食物、药物、染料引起的尿色异常，血红蛋白／肌红蛋白尿，以及月经或邻近部位血液污染。

引起假性血尿的食物主要有甜菜、红心火龙果、红苋菜、胡萝卜、蚕豆、大黄、芦荟、黑莓、蓝莓等。药物主要有利福平、氨基比林、多柔比星、呋喃妥因、非那吡啶、苯妥英钠、华法林、硫唑嘌呤、去铁胺、吩噻嗪、氯丙嗪、甲硝唑等。染料主要为酚红。此类血尿尿液镜检无红细胞，尿隐血试验阴性，通常无须特殊处理。

血红蛋白尿呈酱油色，见于各型溶血（血型不合输血、蚕豆病、自身免疫性溶血、阵发性睡眠性血红蛋白尿等）、严重烧伤、疟疾、伤寒、中毒（如药物、化学品中毒及蛇毒）等，其特点为镜检无红细胞或只有少量红细胞，尿隐血试验阳性或强阳性。

肌红蛋白尿呈暗红色，见于挤压综合征、缺血性肌坏死，其特点为镜检无红细胞，尿隐血试验阳性，尿液电泳试验可分离出肌红蛋白。

出血污染，见于女性月经期，或者患者存在局部外伤或肛门疾病，如痔疮、肛裂等，排尿过程由于接触导致尿液中混入血液。

29　何谓蛋白尿，蛋白尿形成的基本原理是什么

蛋白尿是一种常见的尿液异常，也是肾脏疾病最常见的临床表现。正常人尿液中含有极少量的蛋白质，其含量为 30～130mg/d。若尿液常规检测蛋白质定性检测为阳性，或尿液蛋白定量检测中蛋白质浓度超过 100mg/L 或含量超过 150mg/d，被称为蛋白尿。根据蛋白尿形成原理不同，通常将蛋白尿分为功能性蛋白尿、体位性蛋白尿和病理性蛋白尿。

（1）**功能性蛋白尿**：是指泌尿系统无器质性病变的情况下，剧烈运动、精神紧张、发热、寒冷等应激状态下引起的一过性蛋白尿，一般尿蛋白定性不超过"＋"，可能是肾血管功能痉挛或充血所致肾小球通透性增加。

（2）**体位性蛋白尿**：多发于瘦高体型的青年或成人，晨起时尿液无尿蛋白，活动后逐渐出现尿蛋白。发生机制为站立、行走或加强脊柱前凸姿势时，左肾静脉受压，肾小球滤过蛋白重吸收不良而导致尿蛋白含量升高。平卧休息后尿蛋白减少或消失，尿蛋白定性有时高达"＋＋"。反复体位性蛋白尿，需要注意除外肾病，如前面提到的"胡桃夹现象"。

（3）**病理性蛋白尿**：一般多见于肾脏疾病，也可见于血液系统疾病、尿路系统感染、结石或肿瘤等。①肾小球性蛋白尿：肾小球滤过膜受损时，其通透性增高，造成肾小球滤出大分子蛋白超过肾小管重吸收，形成蛋白尿，见于肾病综合征、急慢性肾炎、糖尿病肾病、急性肾缺血等。②肾小管性尿蛋白：近端小管结构或功能受损时，其对正常滤出的小分子量蛋白质难以重吸收，形成蛋白尿，见于药物性肾损伤、间质性肾炎、重金属中毒、肾移植排斥反应等。③溢出性蛋白尿：血液中的某些蛋白质成分异常增多，超过肾小管正常重吸收量，形成蛋白尿，见于溶血性贫血、多发性骨髓瘤、轻链病等血液系统疾病。④组织性蛋白尿：肾小管代谢产生、组织破坏分解、炎症或药物刺激泌尿

系统分泌的蛋白质，进入尿液而形成的蛋白尿，见于肾盂肾炎、肿瘤等。

30 什么是尿蛋白定量检查，如何留取 24 小时尿

尿蛋白排泄量是反映肾脏是否有损伤及损伤程度的重要指标，因此肾脏内科医师经常让患者进行尿液检查，特别是做尿蛋白定性与定量检查。如果蛋白尿定性试验阳性，则应进一步进行尿蛋白定量检查。尿蛋白定量是指准确测定 24 小时内全部尿液中的蛋白质总量。24 小时尿蛋白定量的意义在于判定是否存在蛋白尿。尿常规检测中的蛋白定性、随机尿的蛋白定量都能评估尿液中的蛋白情况，但随机尿液受饮食等影响较大，且一次排尿的前段、中段和后段尿中的尿蛋白量也不均衡，致使排出体外的蛋白量具有时段性、不恒定，故随机尿蛋白定量结果前后可能有高有低，具有一定误差。所以为更准确了解尿液中的蛋白浓度，则应进一步进行 24 小时尿蛋白定量检测。24 小时尿蛋白定量 > 150mg 为蛋白尿，150mg ≤ 24 小时尿蛋白定量 ≤ 500mg，为微量蛋白尿，> 500mg 为临床蛋白尿。24 小时尿蛋白定量收集患者一整天的尿液，测出一天之内从尿中丢失的蛋白量，以评估患者肾脏病变的程度、病情的轻重和治疗效果。

（1）24 小时尿留取方法：留取时需先将尿液排空，然后收集该时段内（含截止时间点）排出的所有尿液置于特定容器内。即留尿之日早晨 7 点主动排尿（本次尿不需留取），7 点以后至次日晨 7 点，24 小时内所有的排尿量（次日晨 7 点尿需留取）。

（2）注意事项：不多留，不少留，不漏留，当日留尿开始时间点留的尿需要丢弃，次日留尿截止时间点的尿液应该留取，中途不要漏留任意一次尿液，包含大便时的尿液。留尿当天应该正常饮食，不要进行剧烈运动如跑步、打篮球、踢足球等。避开月经期，留 24 小时尿标本当天每次排尿前适当清洗会阴部，但是不要只接中段尿。建议把储存尿标本的容器放置在阴凉处，原则上应首选 0～4℃冷藏，必要时添加化学防腐剂，夏季气温较高时建议使用防腐剂。尿蛋白定量测定常用到的化学防腐剂是硼酸或甲苯，一般 24 小时尿液中添加 15～20g 硼酸，或每 100ml 尿液中加入 1～2ml 甲苯，这些化学物质可到医院尿检化验室领取。

31 **蛋白尿的定性、尿蛋白肌酐比值、24 小时尿蛋白临床意义有何不同**

尿蛋白排泄量是反映肾脏是否有损伤及损伤程度的重要指标，蛋白尿的检测方法目前有三种。

（1）**定性检查**：也就是尿常规检查，结果用阳性（＋）或者阴性（－）来表示有或者没有尿蛋白。如果为阳性，用 1～4 个"＋"来大致反映尿蛋白量的多少，"＋"越多，表示尿蛋白量越多。

尿常规检查价格低廉，简便易操作，适合临床筛查。缺点是不准确，检测不出微量尿蛋白并存在假阳性。

（2）**24 小时尿蛋白定量**：留 24 小时尿液，测尿蛋白含量，由此计算出 24 小时尿蛋白排泄量。尿蛋白定量的优点是能够量化，而且比较准确，是判断蛋白尿的金标准。缺点是操作较麻烦，如果提供的尿量不准确直接影响检验结果，并且不太敏感，可能检测不出微量蛋白尿。一般来说，尿蛋白定量的多少能反映肾脏病的严重程度，是病情判定和疗效判定的重要依据。尿蛋白定量 > 0.15g/d 为异常，0.15～< 0.5g/d 为轻度蛋白尿；0.5～3.5g/d 为中度蛋白尿；> 3.5g/d 为重度蛋白尿。

（3）**尿蛋白肌酐比值**：随机留取尿液同时测尿中蛋白质含量和肌酐含量，然后计算二者比值。正常值：尿蛋白 / 尿肌酐 < 30mg/g；微量蛋白尿：尿蛋白 / 尿肌酐 30～300mg/g；显性蛋白尿：尿蛋白 / 尿肌酐 > 300mg/g。尿蛋白肌酐比值的优点是操作简便，随机一次尿液即可测定，且灵敏度较高，可用于检测尿微量蛋白含量，还可用于估算 24 小时尿蛋白值，是目前早期发现肾脏病最灵敏的指标，也是近些年推广的尿蛋白检测方法。指南推荐糖尿病和高血压患者每年定期检测尿蛋白肌酐比值，指标升高提示糖尿病肾病或者高血压性肾脏病。

32 **血尿素氮、肌酐增加各说明什么**

（1）**血尿素氮增加有生理性与病理性原因**：生理性偏高主要见于大量蛋

白质饮食后，但多为轻度和一过性升高；另外，高分解代谢可出现血尿素氮升高，常见于体内激素合成或分泌（如甲状腺激素）增加或服用外源性激素（如糖皮质激素中的泼尼松），造成机体代谢亢进，导致碳水化合物、蛋白质代谢异常。病理性升高见于以下情况。①肾前性原因：充血性心力衰竭、重度烧伤、休克、消化道大出血、严重感染、糖尿病酸中毒等。②肾性原因：急性肾炎、慢性肾炎、严重肾盂肾炎、肾结核、先天性多囊肾和肾肿瘤等多种疾病引起肾功能不全。③肾后性原因：尿路结石、肿瘤压迫尿路等造成尿路梗阻。

（2）**血肌酐增加也可分为生理性和病理性两种**：①生理性偏高，可见于肌肉发达人群，在剧烈运动后肌肉大量分解导致血肌酐一过性增高；此外人体在短时间内摄入大量肉食或蛋白质后也可以出现血肌酐升高，但增高幅度较小，一般摄入 2 ~ 4 小时之内可达到高峰。②病理性升高，多意味着肾脏受损，其水平主要由肾小球滤过能力决定，滤过能力如明显下降，可出现血肌酐升高。

33　如何评价肾功能

肾功能是指肾小球的滤过功能以及肾小管的重吸收和分泌功能。

评价肾小球的滤过功能以肾小球滤过率为标准，肾小球滤过率指单位时间内从肾小球滤过的血浆容量，正常成人为 80 ~ 125ml/（min·1.73m²），这个数值受年龄、性别的影响，通常男性的 GFR 略高于女性。菊糖清除率是测定 GFR 的金标准，但操作烦琐，主要用于实验室研究，在临床中极少应用。使用血清肌酐浓度来反映肾小球滤过功能，简单快捷，但灵敏度低，且不能反映早期肾损害（常于肾小球滤过功能损害 50% 时才开始升高），同时还受性别、年龄、肌肉量、蛋白摄入量等影响。目前应用最广泛的是采用 MDRD 公式、CG 公式、CKD-EPI 公式计算 eGFR。

（1）**MDRD 公式**：简化的 eGFR[ml/（min·1.73m²）] = 186 × Scr$^{-1.154}$ ×（年龄）$^{-0.203}$ × 0.742（女性）（Scr 为血清肌酐，单位为 mg/dl，血清肌酐换算单位为 1mg/dl = 88.4μmol/L；年龄单位为岁；如果为女性，则乘 0.742，如果为男性，则乘 1）。

（2）**CG 公式**：内生肌酐清除率 Ccr（ml/min）=（140– 年龄）× 体重（kg）× 0.85（女性）/72 × Scr（mg/dl）。

（3）CKD-EPI 公式：为消除蛋白摄入量、肌肉量对结果的影响，引入了血清肌酐和胱抑素 C 浓度参数，$GFR = a \times (Scr/b)^c \times (Scys/0.8)^d \times 0.995^{年龄}$（$a$ 根据性别分别采用以下数值：女性，则 $a = 130$，男性，则 $a = 135$。b 根据性别分别采用以下数值：女性，则 $b = 0.7$，男性，则 $b = 0.9$。c 根据性别和血清肌酐浓度分别采用以下数值：女性，$Scr \leqslant 0.7mg/dl$，则 $c = -0.248$，$Scr > 0.7mg/dl$，则 $c = -0.601$；男性，$Scr \leqslant 0.9mg/dl$，则 $c = -0.207$，$Scr > 0.9mg/dl$，则 $c = -0.601$。d 根据血清胱抑素 C 浓度分别采用以下数值：$Scys \leqslant 0.8mg/L$，则 $d = -0.375$，$Scys > 0.8mg/L$，则 $d = -0.711$）。

肾小球滤过率是评价肾功能的主要指标，也是慢性肾脏病诊断与分期的主要依据。CKD1 期：GFR 水平 $\geqslant$ 90ml/（min·1.73m^2），eGFR 正常或升高；CKD2 期：GFR 为 60 ~ 89ml/（min·1.73m^2），eGFR 轻度下降；CKD3 期：GFR 为 30 ~ 59ml/（min·1.73m^2），eGFR 中到重度降低；CKD4 期：GFR 为 15 ~ 29ml/（min·1.73m^2），eGFR 重度降低；CKD5 期：GFR < 15ml/（min·1.73m^2），终末期肾病。

此外，临床上常用的评估近端小管功能的指标包括尿 N– 乙酰 –β–D– 氨基葡萄糖苷酶、尿 β_2– 微球蛋白、尿 α_1– 微球蛋白等。评估远端小管功能的指标包括昼夜尿比重、尿渗量等。

34　什么是肾活检，肾脏病理学检查及临床意义有哪些

"肾活检"是肾穿刺活体组织病理学检查的简称，是明确肾脏疾病病理变化及病理类型的金标准，有助于临床医师对肾脏疾病患者进行诊断、治疗以及预后判断。临床实践中，不明原因的蛋白尿、血尿以及急性肾衰竭、累及肾脏的系统性疾病都是肾活检的较强适应证。具体肾脏疾病如下。

（1）**急进性肾小球肾炎**：其特点为进展迅速的肾功能损伤，若不尽早干预，预后相对较差。因此须完善肾活检以明确病因、指导治疗、改善预后。

（2）**慢性肾炎综合征**：是指以蛋白尿、血尿、高血压为表现的临床综合征，可有不同程度的肾功能减退，起病方式各有不同，病情迁延，病变缓慢进展，部分患者将发展为慢性肾衰竭，建议完善肾活检。

（3）**肾病综合征**：对于青少年单纯性原发肾病综合征，可考虑先用激素

治疗，若疗效不佳可行肾穿刺活检；而对于中老年肾病综合征，激素治疗反应性差，建议尽早行肾活检。

（4）急性肾损伤（acute kidney injury，AKI）：常表现为少尿一周或进行性尿量减少伴肾功能恶化，临床上不管是急性肾损伤或慢性肾功能不全急性加重，在无禁忌证的情况下，都应及早行肾活检。

（5）移植肾：出现不明原因的肾功能减退，或出现排斥反应等，都可行肾活检明确病因或评估当前移植肾情况。

35 肾活检可以发现哪些常见的原发性肾小球疾病

肾活检是一种常用的诊断方法，可以帮助医生确定肾脏疾病的类型和严重程度。通过肾活检，可以发现以下常见的原发性肾小球疾病。

（1）急性感染后肾小球肾炎：光镜检测可见毛细血管内增生，严重者可形成新月体，免疫荧光检查可见 IgG 及 C3 为主的星空状沉积于肾小球毛细血管袢，电镜特征性病变为上皮侧驼峰状电子致密物（图 1-0-5）。

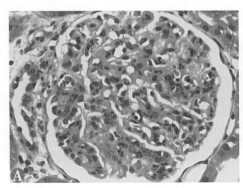 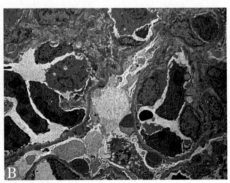

图 1-0-5　感染后肾小球肾炎

注：A. 肾小球毛细血管内细胞增生，HE 染色，放大 400 倍；B. 上皮侧驼峰状电子致密物，电镜放大 5 000 倍。

（2）IgA 肾病：肾活检可见肾小球内 IgA 沉积或以 IgA 沉积为主，并可观察到肾小球系膜细胞增生、肾小球节段硬化或者新月体形成的病变（图 1-0-6）。

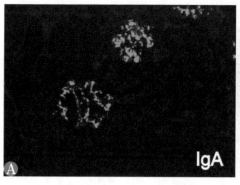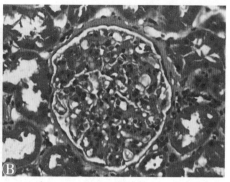

图 1-0-6　IgA 肾病

注：A. 肾小球系膜区 IgA 沉积，免疫荧光染色，放大 100 倍；B. 肾小球系膜增生，HE 染色，放大 200 倍。

（3）微小病变性肾小球病：光镜可见肾小球病变较轻，免疫荧光阴性，电镜可见足细胞足突广泛融合、未见电子致密物沉积（图 1-0-7）。

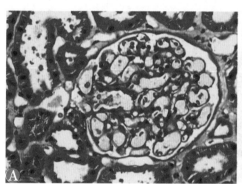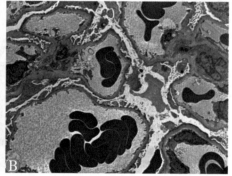

图 1-0-7　微小病变性肾病

注：A. 肾小球病变轻微，HE 染色，放大 200 倍；B. 足突广泛性融合、微绒毛化，电镜放大4 000 倍。

（4）膜性肾病：肾活检显示肾小球基膜明显增厚，可见"钉突"形成；免疫荧光可见 IgG 及 C3 为主的颗粒状沉积于肾小球毛细血管襻，电镜显示上皮侧电子致密物沉积（图 1-0-8）。

（5）局灶节段性肾小球硬化症：肾活检可以显示肾小球内存在节段硬化的区域，部分患者可见 IgM 节段性沉积于肾小球，电镜可见肾小球足突融合病变（图 1-0-9）。

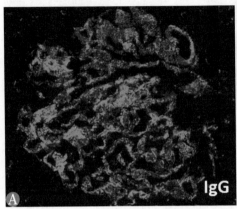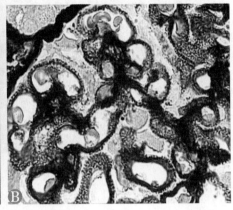

图 1-0-8　膜性肾病

注：A. 肾小球上皮侧 IgG 沉积，免疫荧光，放大 200 倍；B. 肾小球基膜增厚、"钉突"形成，PASM 染色，放大 1 000 倍。

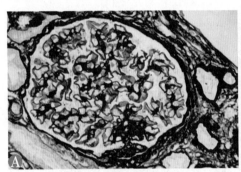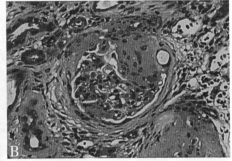

图 1-0-9　局灶节段性肾小球硬化症

注：A. 肾小球节段硬化病变，PASM 染色，放大 400 倍；B. 肾小球节段硬化病变，HE 染色，放大 200 倍。

（6）膜增殖性肾小球肾炎：肾活检可以显示肾小球内系膜细胞及系膜基质中 - 重度增生伴内皮下插入，肾小球基膜异常增厚及双轨征形成。电镜可见电子致密物在系膜区、内皮下及上皮侧沉积（图 1-0-10）。

以上是常见的一些原发性肾小球疾病肾活检表现，最终诊断需要医生根据肾活检结果结合其他临床表现进行综合分析和判断。

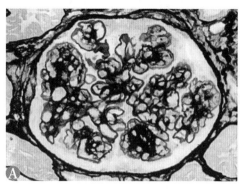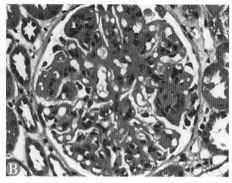

图 1-0-10 膜增殖性肾小球肾炎

注：A. 肾小球基膜异常增厚及双轨征，PASM 染色，放大 400 倍；B. 肾小球内系膜细胞及系膜基质中 – 重度增生伴内皮下插入，HE 染色，放大 400 倍。

 什么是肾性贫血，其机制有哪些

贫血是慢性肾脏病患者最常见的临床表现之一，CKD 引起的贫血临床上又称肾性贫血。临床上不是 CKD 患者合并贫血，就诊断为肾性贫血，肾性贫血的诊断是排他性诊断，须排除 CKD 患者合并的营养不良性贫血、溶血性贫血、出血性贫血及血液系统疾病导致的贫血。肾性贫血的机制包括：红细胞生成素（erythropoietin，EPO）生成不足；炎症状态、尿毒症毒素以及继发性甲状旁腺功能亢进等均可导致 EPO 活性降低，红细胞寿命缩短，红细胞破坏增加；血液透析中失血、频繁的抽血检查也使得红细胞丢失增加。肾性贫血一般为轻中度，其临床表现比其他种类贫血轻，这可能是由于肾衰竭患者体内磷酸盐排泄障碍，红细胞内 2,3- 二磷酸甘油酸含量升高，氧解离曲线右移；肾衰竭时多存在代谢性酸中毒，氧解离曲线也右移，氧气与血红蛋白的亲和力下降，使氧气更易从血液进入组织改善缺氧状况。贫血影响组织氧的供应及利用，心排出量增加，常表现为疲倦、呼吸困难，导致心脏扩大、心室肥厚、心绞痛、心力衰竭、脑供血不全、认知功能下降及免疫功能损伤等一系列病理生理现象，影响患者预后及生存质量。

37 慢性肾脏病患者多久检测一次血红蛋白

国内外有关肾性贫血的诊疗指南与专家共识建议，慢性肾脏病贫血的患者需根据慢性肾脏病分期、合并用药及治疗情况对血红蛋白进行监管。

（1）**无贫血的慢性肾脏病患者**：慢性肾脏病 3 期患者至少每年测量 1 次血红蛋白；慢性肾脏病 4 ~ 5 期非透析患者，至少每年测量 2 次血红蛋白；慢性肾脏病 5 期已开始血液透析以及腹膜透析患者，至少每 3 个月测量 1 次血红蛋白。

（2）**有贫血的慢性肾脏病患者**：初始治疗阶段，至少每月检测 1 次；维持治疗阶段或血红蛋白较为稳定的阶段，至少每 3 个月检测 1 次；慢性肾脏病 3 ~ 5 期非透析患者及慢性肾脏病 5 期腹膜透析患者，如未使用红细胞生成刺激剂或低氧诱导因子脯氨酰羟化酶抑制剂（hypoxia-inducible factor prolyl hydroxylase inhibitors，HIF-PHI）（如罗沙司他），应至少每 3 个月测量 1 次血红蛋白。

38 吃"血"补"血"吗

传统观点认为"以形补形，吃什么补什么"，那么对于贫血患者来说是否真的吃"血"就能够补"血"呢？研究发现，动物血及血液制品中含有红细胞血红蛋白生成的重要原料——铁元素，例如 100g 猪血中铁元素含量为 8.7mg，而鸭血中铁元素含量更是高达 30mg 以上，而且动物血中铁元素几乎全为血红素铁，易被人体吸收利用。因此，动物血及血液制品对于防治缺铁性贫血有一定帮助。但是引起贫血的原因复杂，除了铁缺乏，还包括红细胞生成素缺乏、叶酸缺乏、维生素 B_{12} 缺乏、失血、地中海贫血、再生障碍性贫血等，治疗方法也不尽相同。因此，若出现贫血症状，不应盲目采用吃"血"补"血"的方法，而应该立即前往医院查明原因，对症治疗，以免耽误病情。

39 重组人红细胞生成素和罗沙司他改善肾性贫血，哪种更好

　　肾性贫血的主要原因是红细胞生成素的不足，使用重组人红细胞生成素进行补充，有助于提高患者血红蛋白水平，是治疗肾性贫血的关键。罗沙司他是一种 HIF-PHI，作为新一代口服肾性贫血治疗药物，可通过激活 HIF 通路，促进内源性红细胞生成素生成。研究发现，罗沙司他还可以降低铁调素，纠正铁代谢紊乱，改善功能性铁缺乏。

　　重组人红细胞生成素需要皮下或静脉注射，使用大剂量重组人红细胞生成素可能导致患者血压升高、卒中、增加心血管事件和肿瘤进展风险等，还有部分患者对重组人红细胞生成素呈现低反应，以及需要频繁注射等原因使患者依从性欠佳。在这些情况下，口服罗沙司他则成为更佳选择。此外，罗沙司他改善贫血不受微炎症状态的影响，因此对于传统铁剂和重组人红细胞生成素治疗效果不佳甚至无效的慢性肾脏病患者，或炎症较难控制、病因诊断不明时，可优先考虑应用罗沙司他。但值得注意的是，罗沙司他使用时也应密切监测血压、血钾、铁蛋白、感染症状和体征，关注潜在肿瘤筛查和血栓相关事件等。此外，罗沙司他禁用于孕妇与哺乳期女性。

　　大型临床研究证实重组人红细胞生成素和罗沙司他治疗肾性贫血效果相当，应充分评估患者的风险和获益，根据患者年龄、透析方式、基础疾病、生理需求及并发症情况，个体化调整贫血治疗靶标及方案。

40 肾脏病患者血红蛋白是越高越好吗

　　肾性贫血患者在纠正贫血治疗过程中，是否使血红蛋白提升越高越好？目前国内外指南均建议肾性贫血治疗的血红蛋白靶目标为 ≥ 110g/L，但不超过 130g/L，临床实际工作中可根据肾病患者的年龄、合并疾病等情况进行个体化调整。多项国内外研究结果发现升高血红蛋白至 130g/L 以上，患者生活质量并没有因此得到提高，反而增加了患者死亡、高血压、脑卒中、住院以及血管

通路血栓形成风险。因此，肾脏病患者血红蛋白并不是越高越好。一定要根据情况控制在适当范围，即血红蛋白维持在 110 ~ 130g/L。

41 高血压与慢性肾脏病有什么关系

高血压是慢性肾脏病进展的危险因素之一，长期未控制的高血压可引起肾脏小动脉硬化累及肾脏实质，导致高血压肾病，出现包括夜尿增多、低比重尿、轻-中度蛋白尿、肾小球滤过率进行性下降等临床表现，同时常伴有高血压眼底改变及心脑损伤，高血压肾病是导致终末期肾病的重要病因。

另一方面，肾脏是调节血压的重要器官，肾脏疾病也是导致继发性高血压的重要病因，各种肾脏疾病引起的高血压称为肾性高血压。因此，高血压与肾脏疾病二者之间的关系非常密切，互为因果关系，高血压可以导致肾脏损害，原发或继发性肾脏病变又可引起高血压。有效控制慢性肾脏病患者的高血压，对于保护患者肾功能，延缓肾脏疾病进展有十分重要的意义。

42 临床如何诊断和治疗肾性高血压

肾性高血压包括肾实质性高血压及肾血管性高血压。

肾实质性高血压是指包括各种急慢性肾小球肾炎、多囊肾、糖尿病肾病、慢性肾盂肾炎、结缔组织疾病和肾移植后等肾实质性疾病引起的高血压。肾实质性高血压的诊断首先确定高血压的诊断，其次确定是否存在肾脏疾病，鉴别是高血压导致的肾损害还是肾病引起的高血压，同时应注意排除其他继发性高血压。积极控制血压，延缓肾实质疾病进展与肾功能减退，预防心、脑血管并发症是肾实质性高血压的治疗原则。可以选择 RAAS 阻断剂、钙通道阻滞剂、利尿剂、β 受体阻滞剂、α 受体阻滞剂。肾性高血压常常需要联合 3 ~ 4 种降压药物才能有效降压。

肾血管性高血压是指各种原因导致单侧或双侧肾动脉主干或分支完全或不完全闭塞引起的肾脏血流减少导致的高血压。其诊断依赖影像学检查，肾动脉造影是诊断的"金标准"。彩超准确性依赖于操作者的技术和经验；磁共振血管成像对远端狭窄或肾副动脉狭窄常易漏诊。对于肾血管性高血压的治疗需要平衡风险和治疗方式所带来的益处，包括危险因素的控制、药物治疗、外科手术（肾切除、肾动脉搭桥或内膜切除）和介入治疗（经皮血管成形术、支架植入术）。原则以控制血压和心血管并发症为主，是否需行侵入性治疗取决于血压控制达标与否及肾功能是否持续恶化。

43　为什么慢性肾脏病患者血压难控制

　　肾脏是重要的排泄器官和内分泌器官，可通过调节血容量和外周血管阻力来影响血压。高血压的主要原因是容量负荷过多及神经内分泌的激活。

　　慢性肾脏病患者血压难以控制的主要原因有：①钠排泄障碍导致容量负荷过重。②血管收缩物质增加：肾素－血管紧张素系统异常激活、交感神经系统活化、血管内皮功能障碍以及甲状旁腺激素分泌增加。③血管舒张物质减少：如一氧化氮和激肽等。④合并用药影响降压药物效果。⑤透析对降压药物的清除。⑥合并其他影响血压控制的疾病，如糖尿病、心血管疾病等。其中容量负荷过多和肾素－血管紧张素系统的激活是主要原因。

　　除以上主要的病理生理因素以外，还有以下因素影响慢性肾脏病患者的血压控制情况。包括医源性因素，药物剂量使用不足及联合降压药物治疗比例低等降压药物治疗方案不合理，以及患者服用药物依从性较差及未能有效改善生活方式。

44　高血压肾病和肾性高血压如何区分

　　高血压肾病是由长期血压增高引起肾内小动脉及细小动脉病变、管腔狭窄，继发缺血性肾实质损害，并导致肾小球硬化、肾小管萎缩和肾间质纤维化的一种疾病。高血压肾病和肾性高血压的鉴别要点详见表1-0-1。

表 1-0-1　高血压肾病和肾性高血压的鉴别

鉴别要点	肾性高血压	高血压肾病
病史	常有肾病或肾血管病史，病程短	高血压病史（5～10年），病程长
发病年龄	青年多见	中老年、青年肥胖/代谢综合征患者
血压情况	急剧升高，易进展为恶性高血压	进展缓慢
尿液改变	血尿、肾病范围蛋白尿、多伴有水肿	夜尿多，微量白蛋白尿或轻中度蛋白尿，一般无水肿
症状顺序	尿液改变先于高血压或同时存在	先高血压，后尿液改变
贫血	出现较早且明显	出现较晚，程度较轻
低蛋白血症	少见	多见
肾损害	肾小球损害为主	肾小管损害先于肾小球损害
并发症	左室肥厚、眼部病变少见	左室肥厚、眼部病变多见
病理	各种类型	肾良性小动脉硬化
病程进展	快	慢

45　慢性肾脏病患者血压控制目标是多少

　　慢性肾脏病患者的血压控制目标应个体化，根据患者年龄、有无蛋白尿和糖尿病、不同慢性肾脏病分期进行考虑：①一般情况下，非透析的慢性肾脏病患者，血压控制目标应＜130/80mmHg，可耐受且肾功能稳定的非透析患者可进一步降低收缩压至＜120mmHg。②非透析患者若合并糖尿病，也建议控制血压＜130/80mmHg，有蛋白尿且耐受良好的患者可进一步控制收缩压水平＜120mmHg。③年龄＞65岁非透析患者，如能耐受，血压可逐渐降至＜140/90mmHg。血液透析患者血压控制的目标是60岁以下患者诊室透析前血压＜140/90mmHg，60岁以上（含）患者＜160/90mmHg（含药物治疗）。

　　2021年KDIGO指南推荐对于大多数成年慢性肾脏病患者，无论是否存在蛋白尿、糖尿病或高龄，收缩压应控制在＜120mmHg的水平（标准化办公室血压测量）。目前这个目标值是否适合中国人群存在争议。对于肾移植患者，目标血压为收缩压＜ 130mmHg 和舒张压＜ 80mmHg（标准化办公室血压测量）。

46　控制血压该如何进行自我管理

控制血压除了药物治疗，患者进行自我管理，改变生活方式非常重要。包括：①限制盐的摄入。建议目标钠摄入量为每天＜ 2g（或每天钠＜ 90mmol，或每天氯化钠＜ 5g），食盐约 1 啤酒瓶盖，并根据 24 小时尿钠进行评估和调整，注意隐形盐的摄入（咸菜、鸡精、酱油、药物等），控制钠盐摄入后可获得收缩压下降效果 2 ~ 8mmHg。②控制体重。体重指数（body mass index，BMI）应控制在＜ 24kg/m²，腰围＜ 90cm（男），腰围＜ 85cm（女），因为体重每减轻 10kg 可获得收缩压下降 5 ~ 20mmHg 的效果。③注意适度锻炼。建议每周进行至少 150 分钟中等强度的身体活动，如快走、慢跑、骑车、游泳、太极拳等。常见健身方式均有直接降压效果，每次 30 分钟，每周 5 至 7 次，或达到与心脏血管和身体耐受相适应的水平即可，规律运动后可获得收缩压下降效果 4 ~ 9mmHg。④减少或停止服用对血压有影响的药物。⑤其他。建议戒烟戒酒，避免被动吸烟，减轻精神压力，保持心情愉悦，保证充足的睡眠时间。

47　什么是肾囊肿，有肾囊肿怎么办

肾囊肿一般是指单纯性肾囊肿，是成年人最常见的一种肾脏良性囊性病变。约 10% 成年人在体检时可发现有单纯性肾囊肿。单纯性肾囊肿可以是一个或者数个，多局限于一个肾脏，也可存在于两个肾脏。肾囊肿形态简单、规则，呈现卵圆形或圆形，大小不一，小的直径可不到 1cm，大的直径超过10cm。囊肿与周围肾实质之间边界清楚，囊壁薄而平滑。肾囊肿常常是一段扩张的肾小管内上皮细胞增殖，分泌液或滤过液不能排出，积聚而形成。单纯性肾囊肿通常不会引起症状。但是如果单纯性肾囊肿增长到足够大，可能引起背部或腰侧钝痛、发热、上腹部疼痛等症状。

得了肾囊肿怎么办？肾囊肿治疗要根据具体情况而定。

（1）**定期随访**：单纯性囊肿直径＜4cm时，没有发现肾实质或肾盂肾盏明显受压以及出血、感染等，可以不做任何治疗，每年门诊超声复查即可。

（2）**手术治疗**：当肾囊肿的体积逐渐增大，而且囊肿直径＞6cm，或有明显腰背酸痛等症状影响日常生活时，应进行治疗。常见治疗方法包括：①超声引导下囊肿穿刺抽液。此方法在肾脏内科常常使用，它利用超声引导用穿刺针穿刺到肾囊肿内，将囊液抽出来；也可向囊肿内注入无水酒精，破坏囊壁的分泌功能，注入酒精即可将酒精抽回，反复2～3次，达到治疗目的。穿刺抽液操作简易，创伤小，但是有一定的复发率。②腹腔镜下肾囊肿去顶减压术。通过腹腔镜将肾囊肿壁切掉一部分，把囊液吸出，用电刀止血，灼烧囊壁，破坏囊肿结构，达到治疗目的。腹腔镜手术创伤稍大，但是复发率低。此手术由泌尿外科实施。

48 什么是多囊肾，发现多囊肾怎么办

多囊肾是一种累及肾脏的遗传性疾病，病变肾脏内部会出现很多囊泡状结构。一般多囊肾分为常染色体显性遗传性多囊肾（autosomal dominant polycystic kidney disease，ADPKD）和常染色体隐性遗传性多囊肾（autosomal recessive polycystic kidney disease，ARPKD）。其中显性遗传更常见，多在成年发病，隐性遗传罕见，多在婴幼儿发病。因此，临床上成人多囊肾多指ADPKD，是临床最常见的单基因遗传性肾病，新生儿患病率约为1/1 000，其中约15%为非遗传性自发突变所致。患者多在成年期发病，肾脏出现大小不一的囊肿且进行性增大，压迫正常肾组织，至60岁时约半数患者进展至终末期肾病，只能依靠透析或肾移植维持生命。ADPKD的遗传特点为连续传代，与性别无关，子代再发风险为50%。

ADPKD主要的致病基因有两个，约85%的ADPKD患者携带 *PKD1* 突变，15%携带 *PKD2* 突变。*PKD1* 突变者发病较 *PKD2* 突变者平均早20年，病情也较重；*PKD1* 和 *PKD2* 双突变者的临床表现及疾病进展要重于单基因突变者。

（1）如何诊断与筛查多囊肾

1）影像学诊断及筛查：对于有明确 ADPKD 家族史者，主要依靠肾脏影像学进行诊断，首选肾脏超声检查。

2）基因诊断及筛查：*PKD* 基因突变的检出率约为 90%，仍有 10% 的突变无法检出。

3）产前诊断及筛查：对具有明确 ADPKD 家族史的胎儿进行肾脏超声检查。

4）临床遗传咨询：建议所有确诊 ADPKD 患者接受遗传咨询，讨论其遗传方式、家庭成员的患病风险、影像学筛查及基因检测的适应证和结果解读、产前 / 症状前基因诊断的价值、计划生育及生殖遗传阻断等。

（2）发现多囊肾怎么办

1）基本治疗：①调整生活方式。保持心情舒畅；戒烟并避免吸二手烟；限制饮酒；谨慎参与剧烈的接触性运动或其他存在潜在风险的活动如足球、篮球、摔跤等，尤其当肾脏增大到体检可触及时。尽量避免介入性尿路检查治疗及使用肾毒性药物。②饮食治疗。控制食盐、蛋白质及含磷食物的摄入；每日保证足够量饮水，保持尿量在 2.5 ~ 3L/d。③控制血压。肾小球滤过率＞ 60ml/（min·1.73m²）的 18 ~ 50 岁患者，降压目标值≤ 110/75mmHg，其他成年患者降压目标值≤ 130/80mmHg。④其他。高血脂患者应接受降血脂治疗，多吃水果及蔬菜，必要时遵医嘱口服碳酸氢钠片治疗。

2）延缓进展：有研究表明，托伐普坦能有效抑制遗传性多囊肾患者肾组织囊肿生长，延缓肾功能恶化，包括美国在内的多个国家已批准将该药用于治疗快速进展型成年 ADPKD 患者。最近国内专家撰写了《托伐普坦治疗快速进展型常染色体显性多囊肾病中国专家共识》，阐述了托伐普坦治疗 ADPKD 的适应证与禁忌证、个体化治疗前评估与剂量滴定办法、药物不良反应及处置办法、联合用药注意事项及终止治疗时机，总结了规范化应用托伐普坦治疗 ADPKD 的全流程，可供临床参考。但该药需要长期服用，主要是延缓多囊肾的增长速度，并不能从根本上治愈此病。

3）终末期：ADPKD 进入终末期肾病的患者进行替代治疗，包括腹膜透析、血液透析和肾移植，开始治疗时机及治疗方式的选择因患者而异，与非囊肿性肾病患者无明显差异。

49　单侧肾萎缩一般是什么原因，如何治疗

（1）肾萎缩可由多种原因所致，单侧肾萎缩常见原因如下。

1）先天发育不全，仅表现为肾脏体积变小，肾脏结构及功能均正常。

2）缺血性肾萎缩，如肾动脉狭窄，肾动脉损伤后血栓形成或肾动脉炎等。

3）梗阻性肾萎缩，系输尿管狭窄或闭塞导致肾盂积水，肾盂内压力增高致肾盂扩张并直接压迫肾实质所致。

4）肾实质病变，包括慢性萎缩性肾盂肾炎、肾结核等，患者一般有多年患病史，肾脏本身形态不规整，被膜不光滑，表面凹凸不平。

（2）单侧肾萎缩怎么治疗：一般来说，对于已经萎缩的肾脏当前无有效治疗方法能够使之恢复至正常大小。对于单侧肾萎缩，须明确原因，及时给予医学干预，解除可控病因（如感染、梗阻、血管狭窄、高血压等），防止肾功能进一步损害。同时日常生活中须注意休息，避免使用肾毒性药物。对于已出现肾功能损害的患者还须控制蛋白质摄入，减轻肾脏负担，已达终末期肾病的患者须及时进行肾脏替代治疗，包括透析与肾移植。

50　肾结石如何形成，临床结石类型、诊断及治疗原则是什么

肾结石是泌尿系统的常见病、多发病。各种各样的原因导致尿液中产生过多矿物质及代谢性产物如钙、草酸、尿酸等，形成过多晶体，而人体中水分减少或缺少抑制结石物质，导致晶体增多、积聚，最终导致结石的发生。影响结石形成的因素很多，身体代谢异常、尿路梗阻、感染、异物和药物使用都是结石形成的常见病因。其中代谢异常包括尿液酸碱度失衡、高钙血症、高钙尿症、高草酸尿症、高尿酸尿症、胱氨酸尿症、低枸橼酸尿症、低镁尿症等。尿路梗阻、感染和尿路中存在异物是诱发结石形成的主要局部因素，梗阻可以导致感染和结石形成，而结石本身也是尿路中的异物，会加重梗阻与感染的程度。引起肾结石的药物一类为在尿液中浓度高而溶解度比较低的药物，如头孢

曲松钠、磺胺类药物等，这些药物本身就是结石的成分；另一类为能够诱发结石形成的药物，如乙酰唑胺、维生素 D、维生素 C 和皮质激素等，这些药物在代谢过程中导致了其他成分结石的形成。

肾结石根据部位可分为肾盂结石，肾上、中、下盏结石。按照成分最常见的结石是含钙结石，超过全部结石的 80%，其中包括草酸钙和磷酸钙。其他还有尿酸结石、感染性结石如磷酸铵镁结石、碳酸磷灰石、尿酸盐结石及胱氨酸结石。

病史对于肾结石的诊断极有帮助。当腰痛与血尿相继出现首要考虑肾结石，如有排石史则基本可以做出定性诊断。完整的诊断应涉及三个方面：①结石本身，包括部位、体积、数目、形状和成分。②结石并发症，包括尿路感染、梗阻程度和肾功能损害等。③结石病因。尿检通常有红细胞，少量白细胞提示炎症而非尿路感染。肾绞痛发作时，血白细胞轻微升高。24 小时尿定量分析有助于病因诊断。影像学是确诊肾结石的主要方法：①彩超可以发现直径 2mm 以上，X 线阳性及阴性结石，并了解结石以上尿路的扩张程度，间接了解肾实质和集合系统的情况，观察膀胱和前列腺；②尿路 X 线检查可发现 90% 左右 X 线阳性结石，能够大致确定结石的位置、形态、大小和数量；③尿路静脉造影可了解尿路解剖情况，发现 X 线检查不能显示的 X 线阴性结石，鉴别 X 线片上的可疑钙化灶，了解分侧肾功能，确定肾积水程度；④ CT 检查分辨率较 X 线检查高，可发现直径 1mm 的结石，可以清楚地显示包括阴性结石在内的结石形态和大小，因此对肾绞痛患者，可首选 CT 检查；⑤还可选择增强 CT、逆行或经皮肾穿刺造影。

对于无症状、无感染、无梗阻的小结石（一般直径＜ 0.6cm）患者可采取观察、等待结石自行排出的处理方法，并纠正结石的易发因素。根据 24 小时尿成分分析及血生化检查，调整饮食结构和饮水习惯，使 24 小时尿量维持在 2 000ml 以上；对于高尿钙患者，限盐，保证每日正常钙摄入量 1 000mg ~ 1 200mg，少食富含草酸的食物；适当运动。如不符合上述条件，则须进一步到专科就诊，采取药物或外科治疗。当疼痛不能被药物缓解或结石直径大于 6mm 时，应考虑外科手术治疗，包括体外冲击波碎石治疗、输尿管内放置支架、输尿管镜碎石取石术、经皮肾造瘘引流术、开放性取石手术。诊治过程中要注意有无合并感染、双侧梗阻、少尿等，如出现这些情况，需积极外科干预、尽快解除梗阻。

第二章

围透析期慢性肾脏病管理

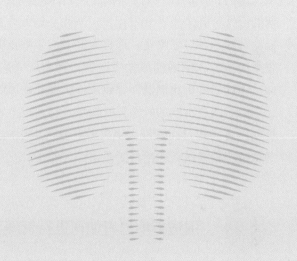

51 什么是慢性肾脏病"围透析期"

慢性肾脏病"围透析期"是近几年国内外肾脏病学界提出的一个新概念，包括透析前期和初始透析两个阶段。近年来国内外对此非常重视，中国专家也发布过《中国围透析期慢性肾脏病管理规范》。具体来说，围透析期指的是慢性肾脏病患者从进入 CKD5 期，即 eGFR < 15ml/（min·1.73m²），到初始透析 3 个月这一特殊的时间段，包括透析前期和初始透析两个阶段，时间 1 ~ 2 年。提出"围透析期"的目的在于加强透析前期和初始透析患者的管理。那么，围透析期的慢性肾脏病患者具有哪些特点呢？①"三高一低"，即围透析期的慢性肾脏病患者并发症发生率高、病死率高、治疗费用高和 eGFR 快速降低。②随着人口老龄化，透析人群平均年龄也随之增长，老年终末期肾病患者越来越多。③病因构成发生改变，糖尿病肾病在终末期肾病中的比例逐渐增加。④计划透析比例低，导致围透析期死亡风险大大增加。

由于围透析期的慢性肾脏病患者存在以上特殊性，因此要充分加强对围透析期患者的教育和管理，使患者充分认识疾病以便于配合医生对疾病的治疗，平稳过渡到肾脏替代治疗阶段。

52 围透析期患者如何进行管理与药物治疗

围透析期作为 CKD 的特殊时期，其管理情况与患者生活质量、并发症发生和死亡风险密切相关，故特别需要加强该阶段的个体化综合管理。药物治疗原则是以患者为中心的个体化治疗，尽可能保护残余肾功能、降低住院率和病死率；改善 CKD 患者并发症，提高生活质量；延缓患者进入肾脏替代治疗阶段的时间，合理选择透析方式或为肾移植做准备。

由于围透析期患者往往存在水、电解质代谢紊乱，高血压，贫血等临床表现，因此需要使用相应药物治疗以延缓肾功能下降，减少心血管并发症，改善生存率。

（1）纠正酸中毒和水、电解质紊乱

1）纠正代谢性酸中毒：主要为口服碳酸氢钠。

2）水、钠紊乱：明显水肿者，可根据需要予以利尿剂，如呋塞米。但使用药物时应从最小有效剂量开始，然后根据利尿反应调整剂量，以减少水、电解质紊乱等副作用的发生。存在低钾血症或低钾血症倾向时，应注意补充钾盐。

3）高钾血症：围透析期患者常常合并高血钾，处理时应注意以下几点。①积极纠正酸中毒，除口服碳酸氢钠外，必要时可予以静脉输注碳酸氢钠；②给予袢利尿剂静脉注射；③应用葡萄糖－胰岛素溶液输注；④口服降钾药物，包括聚苯乙烯磺酸钠/钙、环硅酸锆钠等；⑤严重高钾血症（血钾＞6.5mmol/L）必要时应进行血液透析治疗。

（2）治疗高血压

1）治疗目标：围透析期患者血压控制目标为＜140/90mmHg。

2）药物选择：对于透析前期CKD患者，若一直在使用血管紧张素转化酶抑制剂/血管紧张素受体阻滞剂类药物（angiotensin converting enzyme inhibitor/angiotensin receptor blockers，ACEI/ARB），建议继续使用；先前未使用者，建议不启用。围透析期患者常需要联合使用两种或两种以上降压药物，包括钙通道阻滞剂、α/β受体阻滞剂等。

（3）治疗贫血

1）治疗时机：围透析期患者血红蛋白（Hb）小于100g/L时，即可启动贫血治疗。

2）治疗目标：建议将Hb控制在110～120g/L，但不建议超过130g/L。

3）治疗药物：常用药物包括铁剂、重组人红细胞生成素和罗沙司他等。围透析期人群为心血管事件高发人群，贫血的治疗需考虑药物对心血管的影响，监测血红蛋白波动幅度，以每月升高10～20g/L为宜，所以围透析期红细胞生成素剂量不宜过高。

（4）治疗低钙血症、高磷血症：①纠正低钙血症和继发性甲状旁腺功能亢进：使用活性维生素 D_3（骨化三醇）治疗，使透析前患者甲状旁腺激素（parathyroid hormone，PTH）保持在35～110pg/ml；透析期患者PTH维持在正常值上限的2～9倍，维持在150～300pg/ml更佳。②降低高磷血症：围透析期患者应尽可能将升高的血磷降至接近正常范围，如血钙不低，可选用非含钙磷结合剂，如碳酸司维拉姆或碳酸镧。

（5）口服吸附疗法和导泻疗法：透析前期患者可口服氧化淀粉、活性炭制剂或大黄制剂等，均是应用胃肠道途径增加尿毒症毒素的排出，对减轻氮质血症起到一定辅助作用，但不能依赖这些疗法作为主要的治疗手段，同时要注意并发腹泻，营养不良，加重电解质紊乱的可能。

（6）**管理高血糖**：围透析期患者糖尿病患病率为26%～29%。围透析期血糖控制目标为：糖化血红蛋白处于7.5%～8.5%。原则上围透析期患者首选胰岛素治疗，因肾功能下降引起胰岛素清除率降低，常需逐渐降低胰岛素剂量。透析期患者需注意透析日和透析过程中胰岛素引起的低血糖反应。对于口服降糖药物，透析前可使用对肾脏影响小，低血糖风险低的药物，如利格列汀，瑞格列奈等；开始透析后，如需要继续口服降糖药物需注意剂量调整、药物副作用和低血糖发生风险。

（7）**其他药物治疗**：如果合并高脂血症、高尿酸血症，可予以相应药物降脂、降尿酸治疗。

53 慢性肾脏病围透析期患者如何管理饮食及生活起居

慢性肾脏病围透析期患者的饮食管理非常重要，以下是一些基本饮食建议：①低盐饮食，有利于降低血压及控制血容量。透析前患者限制钠盐摄入量为5～6g/d。少食用高盐酱菜，如榨菜、咸菜、腊制品、熏制食物等；还有高盐调料，如酱油、蚝油等。②在优质低蛋白饮食的基础上，保证足够的能量摄入。透析前患者推荐蛋白摄入量为0.4～0.6g/（kg·d）。在低蛋白饮食中，至少50%的蛋白质应为高效价优质蛋白，如蛋、瘦肉、牛奶等。如有条件，可在低蛋白饮食的基础上，联合补充酮酸制剂以减少患者营养不良的发生。同时患者应保证摄入足够热量，一般为30～35kcal/（kg·d）（1kcal=4.184kJ）。为了保证热量供给，而不增加非优质蛋白摄入，可以适量食用热量高而蛋白质含量低的食物，如山药、藕粉等。起始透析后蛋白质摄入量需增加至1.0～1.2g/（kg·d）。③限制钾的摄入，避免或减少食用含钾高的食物和水果。高钾食物包括香蕉、橙子、土豆、菠菜、南瓜和西红柿等。④限制磷的摄入，避免或减少食用动物内脏、坚果、干菜等含磷高的食物。肉类食物先焯水再烹饪，可以减少含磷量。⑤围透析期患者如合并糖尿病，应注意血糖控制，避免或减少食用含糖量高的饮料水果，如奶茶、瓶装饮料、西瓜等。⑥围透析期患者还应注意补充维生素和叶酸等营养素。

另外，围透析期患者的生活起居管理应注意以下几点：①保持良好的情绪。围透析期患者常伴有焦虑、抑郁情绪，家人、朋友给予患者精神上的支持，是治疗策略的重要组成部分。②生活规律，保持充足的休息和良好的睡眠，避免着凉感冒。③戒烟、限酒。④适度锻炼。提倡心血管功能稳定的透析前期患者参加能够耐受的体育锻炼，每周运动至少 5 次，每次 30 分钟。⑤控制体重。避免体重过低或肥胖，如间隔一天透析，体重增加应该控制在干体重 3%，间隔两天透析，体重增加应该控制在干体重 5%。⑥做好皮肤护理，对于皮肤瘙痒者避免搔抓，建议穿棉质、宽松的内衣，用温热水擦浴，皮肤较干者可局部涂一些保湿乳。⑦注意生活环境洁净、安全。

54　什么是肾脏替代治疗，为什么要进行肾脏替代治疗

肾脏替代治疗是终末期肾脏疾病患者的一种替代治疗方法。正常生理情况下，肾脏的主要功能是通过生成尿液排泄代谢废物及调节水、电解质和酸碱平衡，维持机体内环境稳定。当慢性肾脏病发展到一定阶段，残存的肾功能不能满足机体的生理需要，产生一系列尿毒症相关症状和并发症，这时就需要进行肾脏替代治疗，即用其他方法来替代肾脏的功能，维持生命。具体方法包括血液透析、腹膜透析和肾移植。肾脏替代治疗的目的，就是为了帮助已丧失大部分或全部肾功能的尿毒症患者及时排出体内的代谢废物和多余的水分，改善肾脏衰竭带来的不适症状，从而能够回归到相对正常的生活中去。

肾脏替代治疗可以缓解尿毒症患者水肿、呼吸困难、纳差、恶心呕吐等临床症状，纠正高钾、酸中毒等内环境紊乱，同时有利于血压的控制和营养状态的改善。如果不进行肾脏替代治疗，患者的临床症状和生活质量无法得到改善，还有可能因为严重的高钾、酸中毒、心力衰竭、脑水肿等随时出现呼吸心搏骤停，危及生命。因此，适时在医生指导下开始肾脏替代治疗，可以纠正尿毒症导致的内环境紊乱，改善症状，延长生命，并可以提高生活质量，恢复工作能力。

55 肾脏替代治疗的方法有哪些

肾脏病的替代治疗主要有三种方式：血液透析、腹膜透析和肾脏移植。

（1）**血液透析**：血液透析是最常见的肾脏替代治疗方法。在此过程中，血液从身体中抽出，通过一个人工透析器（含有半透膜）清洁，然后再输回体内。透析器可以去除机体代谢废物、多余的水分，纠正电解质失衡。这种治疗通常需要在医疗机构进行，通常每周三次，每次 3 ~ 4 小时。

（2）**腹膜透析**：腹膜透析以腹膜作为自然过滤器来清洁血液。具有较高渗透压的透析液通过腹膜透析管注入腹腔，利用腹膜的半透膜性质交换代谢废物和多余的水分，然后将废液通过管道排出体外。这种治疗方式可以在家中进行，比血液透析更为方便。

（3）**肾脏移植**：肾脏移植是一种最接近肾脏固有功能的替代治疗方式，但需要找到合适的供肾。如果移植成功，移植肾可以取代失去功能的肾脏，患者无须继续接受透析治疗。然而，患者需要终身服用免疫抑制药物，以防止身体排斥移植的肾脏。

在清除体内代谢产物和维持水、电解质平衡方面，以上三种方法都是有效的，但肾脏移植在改善生活质量和生存期上具有优势。便利性方面，血液透析需要定期去医疗机构进行，而腹膜透析可以在家中进行，给患者提供了更大的灵活性。肾脏移植后，患者无须再进行定期透析。每种方法都有其特定的风险。血液透析可能导致感染或血栓形成等；腹膜透析的风险包括感染（腹膜炎）和腹膜纤维化等；肾脏移植可能导致手术并发症，存在移植肾失功或长期免疫抑制药物治疗相关副作用。这些只是一般性的比较，具体哪种方法最合适，需要由患者本人及医生基于患者的病情、生活方式、个人偏好等因素来决定。

56 慢性肾脏病透析时机是什么，方法如何选择

对于慢性肾脏病透析时机和方法的选择，通常需要考虑多种因素，包括患

者的具体病情、生活质量、个人偏好和经济状况等。这个决定通常需要在患者、肾脏病专家、透析护士、营养师等组成的医疗团队的共同讨论和建议下完成。透析开始时期通常是在患者进入 CKD5 期，也被称为终末期肾病（end-stage renal disease，ESRD）。此时，肾脏的功能丧失至只剩下 15% 或更少。具体开始透析的时间，通常还要考虑患者的一般情况及临床症状，包括但不限于恶心、呕吐、极度疲劳、食欲减退、意识模糊、活动后心悸或气促等。这些症状可能表明体内的毒素已经积累到了危险的程度。

　　如前所讨论，肾脏病的替代治疗主要有三种方式：血液透析、腹膜透析和肾脏移植，以疗效而言，三种方法都是有效的。血液透析是一种常见的透析方法，需要在医院或透析中心进行，每周需要 3~4 次，每次 3~4 小时。这种方法适合无法自行进行透析或无法在家进行透析的患者。腹膜透析可以在家进行，患者可以在睡觉时或在日常活动中进行。这种方式具有灵活性，可能更适合有一定残余肾功能、生活能力较强、有工作或其他需要灵活安排时间的患者。对于符合条件的患者，肾移植可能是最佳选择，因为它能提供最接近正常肾功能的结果。然而，肾移植需要找到合适的供肾，等待时间可能较长，且手术后需要服用免疫抑制药物以防止排斥反应。最终决定治疗方案应根据患者的具体病情、生活质量、个人偏好、经济状况等因素进行，需要在医生和患者之间有充分的讨论和共识。

57　什么情况下可考虑肾脏替代治疗

　　肾脏替代治疗开始的时机取决于多方面因素，目前国内外相关共识或指南均建议要根据患者是否出现明显尿毒症症状来考虑是否开始替代治疗，而不完全依靠患者肌酐水平。以下情况可考虑开始透析：慢性肾功能不全患者血肌酐值 > 707μmol/L，尿素氮 > 30mmol/L，或者是肾小球滤过率 < 10ml/（min·1.73m^2）并有明显尿毒症症状和体征，如厌食、心包炎、尿毒症脑病、难治性瘙痒、药物无法控制的容量负荷过重或高血压或者干预无效的进行性营养不良时。另外，如果患者出现严重高血钾（血钾 > 6.5mmol/L）、酸中毒（血碳酸氢根 < 12mmol/L）、水中毒或急性肺水肿，药物治疗无效则须紧急进行透析。

58 肾脏替代治疗前如何管理好健康饮食

对于慢性肾脏病患者，无论是否需要进行肾脏替代治疗，健康的饮食管理都是非常重要的。以下是一些基本的饮食建议。

（1）**低蛋白饮食**：蛋白质在体内代谢后会产生氮质废物，这对于肾脏功能受损的人来说是一种负担。然而，蛋白质是必需的，因为它提供了身体的基本建筑块。所以，平衡很重要。根据病情，医生可能会推荐限制蛋白质摄入。

（2）**限制钠摄入**：高血压是慢性肾脏病的一个重要风险因素，减少食盐的摄入有助于控制高血压。选择低钠食品，避免食物添加剂，这些都是限制钠摄入的好方法。

（3）**控制钾和磷摄入**：随着肾脏病的进展，肾脏可能无法有效地排出钾和磷，这可能导致心脏问题或骨疾病。因此应避免食用高钾以及高磷食物。

（4）**保持健康体重**：体重过重或过轻都可能对肾脏产生额外的压力。健康饮食和适当锻炼可以帮助保持健康体重。

（5）**控制饮水量**：随着肾脏功能的损害，需要限制流体的摄入。过多的流体可能导致水肿，高血压，或者心脏问题。

（6）**限制饱和脂肪和反式脂肪摄入**：饱和脂肪和反式脂肪可以增加心脏病的风险，这是肾脏病患者的重要并发症。

所有这些策略应在医生或营养师的指导下进行，因为每个人的需要可能会因病情的不同而不同。重要的是，营养疗法应该个性化，以满足每个患者的独特需求，部分相关食物选择建议见图 2-0-1。

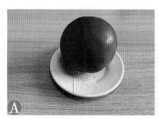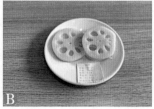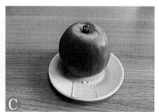

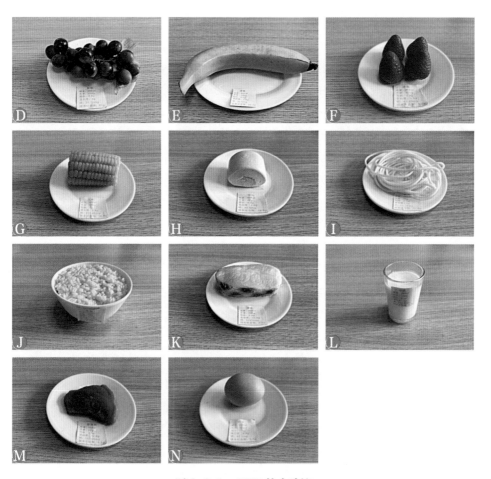

图 2-0-1　CKD 饮食建议

注：CKD 患者可选择的食物。A. 西红柿；B. 藕片；C. 苹果；D. 葡萄；E. 香蕉；F. 草莓；G. 玉米；H. 馒头；I. 面条；J. 米饭；K. 草鱼；L. 牛奶；M. 瘦猪肉；N. 鸡蛋。

　肾脏替代治疗前要做哪些心理准备

当被诊断为终末期慢性肾脏病需要进行肾脏替代治疗（如透析或肾移植）时，患者和他们的家人可能会经历一系列的情绪反应，包括恐惧、担忧、愤怒、抑郁和否认，这是完全正常的。在这个阶段，心理准备非常重要。医生和护理团队在心理准备方面可提供以下帮助和建议：①医生、护士和社工需要耐心地帮助患者及其家属理解病情和即将进行的治疗。②鼓励患者与家人、朋友或者专业的心理咨询师分享感受，帮助其处理情绪，也可以参加患者支持团体。③对治疗有现实的期待，肾脏替代治疗可以改善患者健康状况和生活质量，但它不能完全治愈疾病。对于肾移植患者可能还需要长期服用药物，需要长期遵从医生的建议。④做好改变生活方式的准备，包括饮食调整、药物管理、透析的时间安排等。这可能对患者工作、学习和社交生活产生影响，但是通过规划和适应，可以找到适合患者的个体化生活方式。⑤保持积极乐观的态度可以帮助患者更好地应对治疗过程中的困难。尽管这是一个挑战，但通过医疗团队、家人、朋友和政府组织的支持，很多患者都能成功地进行肾脏替代治疗方案管理，并过上充实的生活。

60 肾脏替代治疗前要做哪些物质准备

肾脏替代治疗为长期治疗，且可能伴随本身疾病病情变化及并发症的发生，因此无论选择哪种肾脏替代治疗方式，患者及其家属都将面临经济压力。因此在开始肾脏替代治疗前，患者及其家属需了解当地进行各项替代治疗所需的费用，自身医疗保险的覆盖情况、报销比例及报销流程，结合自身经济情况、病情和个人意愿与医生协商选择肾脏替代治疗方案。进行透析的患者可以向当地医保部门申报特殊门诊。

对于选择腹膜透析的患者，最好保证家中有相对独立、清洁、光线良好的环境用于更换腹膜透析液，可根据个人需求购买自动化腹膜透析仪。用于日常腹膜透析液更换所需的消毒、记录、自我监测等物品，根据腹膜透析培训医护的要求准备。

对于选择血液透析的患者，在非透析日居家期间须自我监测血压、体重等指标，并根据情况限制水、钠、钾、磷等摄入，家中最好准备血压计、体重秤等，若患有糖尿病须准备血糖仪，并注意记录各项数值。为更好地进行饮水及饮食的管理，家中可准备量杯、量勺、食物秤等。

对于准备选择肾移植的患者，需充分认识到资金准备的重要性。肾移植术后需长期服用免疫抑制药物，并长期定期复查肝肾功能、免疫抑制药物血药浓度等，因此除昂贵的手术费外，术后维持移植肾的费用也会带来不小的经济压力。此外，在等待手术期间，若需要通过透析维持良好的身体状态，则须参照腹膜透析或血液透析患者进行物品准备。

61　肾脏替代治疗后是否可以继续工作

接受肾脏替代治疗的患者一般可以回归家庭与社会。腹膜透析患者一般每天须更换腹膜透析液 2～4 次，每次耗时约半小时，也可以自行购置自动化腹膜透析仪进行透析，透析场所相对自由，时间可由自己把控，只要能保证操作规范，操作环境清洁，基本不影响日常生活，因此腹膜透析患者可以从事全职工作，但不能从事重体力劳动。对于血液透析患者，根据自身治疗需求，有些患者需要一周 2～3 次前往医院进行透析，每次一般持续 4 小时左右。因血液透析高度依赖透析中心设备及专业技术人员的操作，治疗时间不能完全由患者把控，因此可能影响全职工作。但通过与当地透析中心沟通安排，患者仍然能够继续进行非重体力劳动的工作。肾移植患者在移植肾功能稳定后，除须服用免疫抑制药物及定期复查外，日常生活基本与健康人无异，因此可以继续工作。但在工作中需注意避免重体力劳动，同时注意保护自己，避免感染。

62　慢性肾脏病透析前期需要关注什么

在慢性肾脏病透析前期，需要关注很多方面，具体如下。

（1）**教育和知识咨询**：患者和他们的家人应接受适当的教育，了解慢性肾脏病的进展、透析治疗的过程和要求，以及可能的并发症和管理方法。专科医护团队应提供详细的信息，解答他们的疑问。

（2）**营养管理**：如前所及，营养在慢性肾脏病管理中至关重要。患者应咨询专业医护人员，制订适合自己的个性化饮食计划。包括限制蛋白质、钠、磷和钾摄入，确保足够的热量和营养素摄入。

（3）**慢性肾脏病患者常常同时存在各种并发症及合并症，需要专业医护团队提供系统规范的治疗方案**：治疗高血压，控制血压在正常水平可以减缓肾脏功能下降的速度，减少心、脑血管疾病的发生率。患者需要遵循医生的建议，采取药物治疗、限制钠摄入、控制体重和适度运动等措施来管理血压。治疗贫血，贫血是慢性肾脏病常见的并发症，使用红细胞生成素、HIF抑制剂、铁剂等药物来提高血红蛋白水平。患者需要定期进行血液检查，确保血红蛋白水平在合理范围内，并遵循医生建议进行治疗。

（4）**心血管疾病风险管理**：慢性肾脏病患者有较高的心血管疾病发生风险，因此需要关注和管理相关因素。包括控制血压、血脂和血糖水平，戒烟、限制饮酒，进行适度体育锻炼。

（5）**心理健康支持**：如前所及，慢性肾脏病的诊断和透析治疗可能对患者的心理健康产生影响。医疗团队应提供心理支持和咨询，帮助患者应对焦虑、抑郁和其他情绪问题。

（6）**社会支持和生活调整**：透析治疗会对患者的日常生活产生影响。患者需要与家人和朋友讨论治疗计划，寻求社会支持，并进行必要的生活调整，如适应透析时间表和控制液体摄入。

（7）**选择合适的肾脏替代治疗方式**：如前所及，肾脏病替代治疗主要有三种方式，血液透析、腹膜透析和肾脏移植。对于透析时机和方法的选择需要考虑多种因素，包括患者的具体病情、生活质量、个人偏好和经济状况等。患者可提前了解不同治疗方式的特点，综合考虑选择适合自己的治疗。综上所述，关注慢性肾脏病透析前期的准备将有助于患者获得最佳的肾脏替代治疗效果。

63　计划建立血管通路时的注意事项有哪些

需要接受血液透析治疗的慢性肾脏病患者需要在专科医生的指导下进行血管通路的前期准备工作及方案选择。

（1）**选择合适的肾脏替代治疗方式**：相较于维持性透析患者，肾移植患者生活质量更高，肾脏移植可以更充分地替代肾脏功能，是最佳的替代治疗方法，但是受肾源、经济条件及自身身体状况等限制，大部分患者仍需要接受维持性透析治疗。血液透析和腹膜透析均为有效的肾脏替代治疗方式。患者可提前了解这两种透析方式的优缺点，选择适合自己的方式。

（2）**了解血管通路方式**：自体动静脉内瘘使用方便、能保证透析质量，而且并发症及费用相对较少，是长期血液透析患者的首选血管通路。因动静脉内瘘成熟至少需要 1 个月，建议比预计需要开始透析的时间至少提前 1 个月完成动静脉内瘘手术。人工血管费用比较昂贵，可作为无法建立自体动静脉内瘘患者的选择。中心静脉导管可于开始透析时再置入，但是并发症较多，对长期透析生存率亦有影响，临时中心静脉导管可作为过渡期的临时血管通路或患者一般身体条件欠佳时的选择，长期中心静脉导管适用于不能建立动静脉内瘘或预计生存期短的患者。

（3）**保护血管**：慢性肾脏病 CKD3～4 期患者要保护血管，尽量避免在双侧前臂，特别是头静脉，留置导管针。

（4）**配合医生制订合理方案**：由血管通路医生充分评估患者血管情况、全身身体情况、心功能情况，制订血管通路手术方案。监测血压，避免血压过低。

（5）**了解建立血管通路后的注意事项**：包括避免压迫动静脉内瘘侧手臂，以及避免测量血压、提重物等，学习动静脉内瘘手抓握训练方法，以锻炼通路血管。

（6）**心理准备**：术前充分了解各种血管通路的优缺点及注意事项，避免紧张，与血管通路医生一起选择适合自己的通路方案。

第三章

血液透析

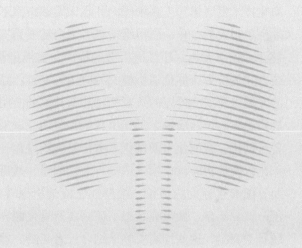

第一节 血液透析基本概念

64 什么是血液透析

血液透析（hemodialysis，HD）是终末期肾病的主要替代治疗方法之一，目前，我国接受血液透析的患者已达 80 万，数量居世界首位。近 20 年，血液净化技术发展迅猛，多项国内外临床实践指南不断更新，其治疗理念和目标均发生了很大的变化，已由维持患者生命转变为提高患者生活质量，促进其回归社会。无菌无热原超纯透析液的推广；血液透析滤过、灌流、夜间长时透析、杂合式透析等个体化透析模式的应用与完善；高通量和超高通量透析器膜材料的发展以及安全价廉的抗凝药物和新技术的应用，均极大地提高了维持性血液透析患者的生活质量，延长了其生存时间。未来血液净化发展方向则是透析设备自动化、智能化与便携化，透析管理信息化，治疗便利化，操作标准化与规范化以及透析时机、模式选择、治疗剂量、透析液及并发症防治等个体化。然而，随着生存期的延长，维持性血液透析患者各种慢性并发症如贫血、高血压、营养不良、微炎症状态、矿物质及骨代谢异常，以及血管通路并发症等问题日益突出，这些均需要临床结合患者年龄、性别、体质、心血管状态、精神状态、营养状态及合并其他疾病的情况，制订个体化透析模式和治疗方案。此外，患者及其家属是否配合和自我管理能力对于并发症的预防和治疗效果也起着重要作用。

65 血液透析目的及大致分类如何

血液透析是急慢性肾衰竭患者肾脏替代治疗方式之一，它通过透析机和透析器将体内各种有害物质以及多余的代谢废物和电解质、水移出体外，达到净化血液、纠正水、电解质及酸碱平衡的目的。通常将血液透析简称为血透，更通俗的说法为人工肾、洗肾。

根据治疗方法不同，分为间歇性血液透析治疗和连续维持性血液透析治疗。连续维持性血液透析患者的血液透析方式主要有：血液透析（hemodialysis，HD）、血液滤过（hemofiltration，HF）、血液透析滤过（hemodiafiltration，HDF）、单纯超滤（simple ultrafiltration，SUF）和血液灌流（hemoperfusion，HP）。随着血液净化技术的发展更新，出现了很多新型技术如连续性肾脏替代治疗（continuous renal replacement therapy，CRRT）、血浆置换（plasma exchange，PE）、血浆吸附（plasma adsorption，PA）等。

66 各种血液透析特点及适应证如何

（1）**血液透析**：血液透析是采用弥散和对流原理清除血液尿素、尿酸、肌酐等小分子物质和过多水分，是终末期肾病患者最常用的肾脏替代治疗方法之一，适用范围广，稳定性强，也可用于治疗药物或毒物中毒等。近年随着高通量透析器的发展，高通量血液透析日益普及，可以通过加强对流的作用，以清除血液中的大、中、小分子毒素，清除量与分子量的大小成正比，血流量高，清除效果好。

（2）**血液滤过**：血液滤过是模仿正常人肾小球滤过和肾小管重吸收原理，以对流方式清除体内过多的水分和尿毒症毒素。与血液透析相比，血液滤过具有对血流动力学影响小，中分子物质清除率高等优点。血液滤过适用于急性肾损伤和慢性肾衰竭患者，特别是伴有常规透析易发生低血压、顽固性高血压等不能耐受血液透析治疗的患者。

（3）**血液透析滤过**：血液透析滤过是血液透析和血液滤过的结合，具有两种治疗模式的优点，可通过弥散和对流两种机制清除溶质，血磷、尿素、肌酐等小分子物质清除率也比较高，能够比单独血液透析或血液滤过在单位时间内清除更多的中小分子物质，达到更好的透析效果。要特别注意，血液透析滤过容易导致人体丢失营养物质，引起营养不良，因此血液透析滤过不是做得越多越好，应遵医嘱定期进行。

（4）**单纯超滤**：单纯超滤是通过对流转运机制，采用容量控制或压力控制手段，经过透析器 / 滤器的半透膜等渗地从全血中除去水分的一种治疗方法。在单纯超滤治疗过程中，不需要使用透析液和置换液。单纯超滤治疗过程中，患者血浆渗透压改变较小，甚至因血液浓缩而略有提高，加快了组织间隙向血管内补充容量，患者血流动力学较为稳定，有利于清除体内过多水分。适合严重水肿且药物治疗效果不佳、难治性心力衰竭、急慢性肺水肿患者。

（5）**血液灌流**：血液灌流是将患者血液从体内引到体外循环系统，通过灌流器中吸附剂（活性炭、树脂等材料）吸附体内与蛋白结合的大分子代谢产物、毒性物质以及药物的方式，从而清除这些物质的治疗方法。近年来随着新型灌流器的研发及技术进步，除药物或毒物中毒外，该方法在重症感染、严重肝衰竭、终末期肾脏疾病（尿毒症）以及各种自身免疫性疾病等多种临床严重疾病的抢救与治疗方面，得到了更为广泛的应用。除急性药物或毒物中毒外，适用于合并顽固性瘙痒、难治性高血压、高 β_2- 微球蛋白血症、继发性甲状旁腺功能亢进、周围神经病变等症状的透析患者。

（6）**连续性肾脏替代治疗（CRRT）**：CRRT 是指一组体外血液净化治疗技术，是所有连续、缓慢清除水分和溶质治疗方式的总称。传统 CRRT 应持续治疗 24 小时以上，但临床上可根据患者的治疗需求灵活调整治疗时间。CRRT 治疗目的不仅仅局限于替代功能受损的肾脏，近来更扩展到救治危重疾病患者，成为各种危重病救治中最重要的支持治疗措施之一。目前 CRRT 的方式主要有：缓慢连续超滤、连续性静脉 – 静脉血液滤过、连续性静脉 – 静脉血液透析滤过、连续性静脉 – 静脉血液透析、连续性血浆滤过吸附等。

（7）**血浆置换**：血浆置换是一种清除血液中大分子物质的血液净化疗法。是将血液引至体外循环，通过膜式或离心式血浆分离方法，从全血中分离并弃除血浆，再补充等量新鲜冰冻血浆或白蛋白溶液，以非选择性或选择性方式清除血液中的致病因子（如自身抗体、免疫复合物、冷球蛋白、轻链蛋白、毒素等），并调节免疫系统、恢复细胞免疫及网状内皮细胞吞噬功能，从而达到治疗疾病的目的。膜式血浆分离置换技术根据治疗模式的不同，分为单重血浆置换和双重血浆置换。血浆置换的适应证包括免疫系统疾病如系统性红斑狼疮、自身免疫性溶血性贫血、过敏性紫癜、ANCA 相关肾小球肾炎，神经系统疾病如吉兰 – 巴雷综合征、重症肌无力、急性炎性脱髓鞘多神经病、急性视神经脊髓炎谱系疾病，血液系统疾病如血栓性血小板减少性紫癜、多发性骨髓瘤、药物相关的血栓性微血管病、严重感染等。另外，血浆置换可以作为免疫抑制的辅助疗法，治疗或预防实体器官移植中抗体介导的排斥反应。

（8）免疫吸附：免疫吸附是将血液引出至血浆分离器，应用膜式分离技术，将血液的有形成分（血细胞、血小板）和血浆分开，血浆再进入吸附柱，由吸附剂吸附、清除血浆中特定物质，再将吸附后的血浆与分离的有形成分回输至体内的治疗方式。血浆吸附根据吸附剂的特性主要分为两大类。一类是分子筛吸附，即利用分子筛原理通过吸附剂携带的电荷和自身孔隙，非特异性地吸附电荷和分子大小与之相对应的物质，吸附材料包括活性炭、树脂、碳化树脂和阳离子型吸附剂等。另一类是免疫吸附，即将高度特异性抗原、抗体或某些有特定物理化学亲和力的物质（配基）结合在吸附材料（载体）上，制成吸附柱，利用其特异性吸附能力，选择性清除血液中内源性中大分子致病物质（配体）。免疫吸附通过吸附作用直接清除血液循环中致病性抗体、循环免疫复合物和炎症因子等中大分子致病物质，并可改善机体免疫状态。与血浆置换相比，无须补充置换液。适用于狼疮性肾炎、抗肾小球基底膜病、新月体肾炎、局灶节段性肾小球硬化、溶血尿毒症综合征、脂蛋白肾病等肾脏疾病患者。

总之，血液透析除了应用于急、慢性肾衰竭患者的替代治疗外，还广泛应用于不同原因引起的多器官功能衰竭、严重外伤、急性坏死性胰腺炎、高钾血症、高钠血症、急性药物或毒物中毒等。对减轻患者症状，延长生存期均具有重要的意义。

67　血液透析基本原理是什么

血液透析的基本原理是将血液和透析液同时引入含有大量空心纤维的透析器，血液与透析液在半透膜两侧，借助膜两侧溶质的浓度梯度和渗透梯度，通过弥散/对流方式进行物质交换，清除体内代谢废物、维持电解质和酸碱平衡，同时清除体内过多的水分（图3-1-1）。常规血液透析器所使用的半透膜厚度为 10 ~ 20μm，膜上的孔径平均为 3nm，可允许分子量为 1.5 万 Da 以下的小分子和部分中分子物质通过，而分子量大于 3.5 万 Da 的大分子物质不能通过。

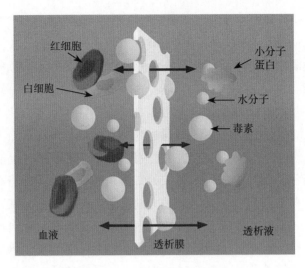

图 3-1-1 血液透析基本原理

 血液透析的发展趋势是什么

虽然肾脏替代治疗技术有了长足的发展，但血液透析毕竟不能完全代替肾脏的生理功能，而肾源短缺又限制了肾移植的推广，因此未来血液透析的发展趋势是设备更加智能化和便携化、膜材料生物相容性更高，更接近肾脏的生理功能。目前，新的人工肾技术的研究方向包括可穿戴人工肾、植入式生物人工肾、无针植入式硅肾血液透析方式、无水便携式高效透析机和人工再生肾脏，随着这些技术的发展与成熟，相信不久的将来可运用至临床。

（1）可穿戴人工肾：可穿戴式人工肾是一种可随身携带的可佩戴在身体上的人工肾，本质上仍是一种血液透析机。由 Wearable Artificial Organs Inc 研发生产的 WAK3.0 版本重量约 0.9kg，由泵系统、透析膜、透析液再生系统、电池、监测系统等组成，使用时佩戴在腰部。该穿戴式人工肾体积小巧，在透析过程中，尿毒症患者可以带着它自由活动，避免了必须在血液透析室进行治疗的弊端。目前已在意大利维琴察、英国伦敦、美国西雅图成功完成了 3 个临床试验。

（2）植入式生物人工肾（implantable bio-artificial kidney，iBAK）：植入式生物人工肾由膜血液滤过器（与血液相同的硅纳米膜）和含有活性人肾小管上皮细胞的生物反应器组成。通过手术植入人体，可在心脏灌注压力下运行，模仿健康肾脏的滤过、代谢等功能。由于采用了纳米技术，设备更加小型，也几乎不产生人体自身免疫反应，无需外援泵、全身抗凝和穿刺。目前，这项技术已进行过活体猪试验，结果显示各项指标均达到预期，血液滤过率 4μl/min，植入生物反应器的肾小管上皮细胞活力 95%，有很大临床应用前景。

（3）无针植入式硅肾血液透析方式（intracorporeal hemodialysis systems, IHEMO）：IHEMO 由植入体内的血液透析器连接外部的透析回收器组成，采用特有的硅纳米孔膜制成透析器，相比血液透析膜，具有生物相容性更好、毒素清除能力更强、营养物质流失少等优势，无须穿刺、血泵和抗凝药，可便携携带。

（4）无水便携式高效透析机：美国纽约布法罗 Qidni Labs 公司发明了一种便携式、由充电池供电、用水极少的血液透析设备，其无须净水系统（使用便利过滤盒）和电源插座（自带充电），重量轻巧（7kg），自带云技术远程监控（随时调整方案）。2020 年已完成三只完全切除肾脏的羊试验，常规血液透析每次 4 小时需消耗 120L 透析液，其只须消耗 0.5L。

69　血液透析适合什么样的尿毒症患者

尿毒症患者选择何种透析方式，受疾病情况、治疗的便利性、家庭情况等多重因素的影响，需要综合多方面因素选择。大多数终末期肾病患者都适合进行血液透析。但当存在血管通路难以建立或精神障碍不能配合治疗时则无法进行血透。尿毒症患者可根据自身的病情、身体状况、有无禁忌证等情况，同时应考虑工作、家庭照顾、经济条件等情况。经过患者、家人及肾脏内科医师共同决策，选择最合适的透析方式。

70　什么情况下可考虑开始进行血液透析

通常认为 CKD 患者血肌酐值 > 707μmol/L，尿素氮 > 30mmol/L，或者是肾小球滤过率 < 10ml/（min·1.73m^2），糖尿病肾病患者肾小球滤过率 < 15ml/

（min·1.73m²），同时有明显尿毒症症状和体征，如厌食、心包炎、尿毒症脑病、难治性瘙痒、药物无法控制的容量负荷过重或高血压，以及干预无效的进行性营养不良时，可以开始进行血液透析。此外以下情况也可开始血液透析治疗：难以纠正的高钾血症，难以控制的进展性代谢性酸中毒，难以控制的水钠潴留和充血性心力衰竭或急性肺水肿，尿毒症性心包炎，尿毒症性脑病和进展性神经病变。此外，并发糖尿病肾病的尿毒症患者，因其后期病情进展快，且并发症多，通常应及时评估，有观点认为可考虑更早开始透析治疗。

值得注意的是，尿毒症患者何时开始透析尚存在争议，无绝对标准。有观点认为血液透析过早，不利于保护残余肾功能，并增加患者身体和精神上的痛苦，造成经济上的浪费；但也有学者认为透析过晚，患者全身脏器损害明显，病情严重会导致各种并发症出现，影响透析后的生活质量。因此，在临床上开始透析的时机应因人而异，若患者临床表现重，合并严重高血压、心力衰竭、水肿、少尿、高钾血症等明显症状时，即使 GFR ＞ 15ml/（min·1.73m²），也可以开始透析治疗。而若患者没有上述临床表现，特别是尿量比较正常（＞ 1 500ml/d），没有高钾血症等，则可以在严格的医学监测下适当推迟肾脏替代治疗。因此，血液透析开始时机应经过肾脏内科医师对患者的尿毒症症状、体征以及代谢异常、容量状态、营养和药物干预效果等充分评估后，与患者及其家属商量讨论，综合评估而决定。同时，也应充分告知患者及其家属血液透析的必要性及其并发症风险。

71 血液透析大概是一个怎么样的过程

在进行血液透析前，患者需要建立血管通路。若患者血管通路为自体动静脉内瘘或人造血管，进行血液透析时护士会在血管通路上进行穿刺，一针为动脉端，一针为静脉端，分别连接血液透析机管路的动脉端和静脉端。

血液透析治疗过程中，血液透析机通过血泵持续运转将患者血液从动脉端引出，进入一个由无数根中空纤维丝组成的透析器中，血液与含机体浓度相似的电解质液，也就是透析液，在一根根中空纤维丝内外，通过弥散、超滤、对流、吸附等方式进行物质交换，从而清除体内的代谢废物、维持电解质和酸碱平衡。同时还会清除体内过多的水分，并将净化过的血液从静脉端回输至患者体内（图 3-1-2）。血液在透析管路内循环时，血透机还会对透析管路进行空气检测、压力监测、肝素泵等，以保证血液透析能安全有效地完成治疗。

血液在患者体外进行治疗时，为防止血液在体外凝固堵塞透析器或管路，会使用肝素或低分子量肝素进行全身抗凝。若患者存在出血高风险因素或者活动性出血，则采用无肝素透析或体外抗凝技术进行抗凝。一次血液透析治疗常规时间为 4 小时，无肝素透析为 3 小时。维持性血液透析患者每周进行 2～3 次透析治疗，以保证透析治疗的充分性。

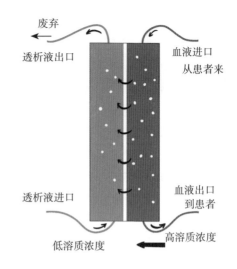

图 3-1-2　血液透析示意

72　血液透析前后为什么要测量体重

患者在进行血液透析前需要测量体重，完成血液透析后也需要测量体重。透析前体重与透析后体重的差就是透析过程中脱出水分的重量。医生根据本次透析上机前体重与上次血液透析后下机体重的差值来更准确计算患者本次透析间期中的体重变化，从而确定本次透析的超滤量。透析间期的体重增长即为体内潴留的多余水分，需要在本次透析中清除，以维持患者干体重，避免过多水分潴留体内导致患者血压升高，增加心脏负担，甚至导致心衰。通过透析前后测量体重，可以监测透析患者体重变化及是否达到干体重，来判断本次透析超滤脱水量是否达标。

73　什么是干体重，有哪些测量干体重的方法

干体重是指患者无水肿、无组织间隙和血管内水分潴留的状态下，液体平

衡时的重量。即患者体内的水既不多也不少的理想体重，也是透析结束时希望达到的体重。因此，干体重用来评估透析患者体内是否存在水潴留。处于干体重时患者应感觉舒适，血压平稳（口服 1～2 种降压药即可维持在理想水平），身体外周无水肿（颜面、双下肢、腰骶部），体内各浆膜腔无明显积液，无胸闷、气促、心慌、心悸等症状。医生需要根据干体重控制、监测患者透析间期体重增长情况。脱水不足可造成体内水分潴留而导致高血压、心衰等；脱水过多可导致低血压和肌肉痉挛，残余肾功能丢失过快。干体重评估方法有以下几种。

（1）**临床评估法**：临床上最常用。根据患者的症状、体征和实验室检查结果共同设定的粗略数值，指患者无不适主诉，血压正常，无水肿、多浆膜腔积液和肺淤血，胸部 X 线片显示心胸比小于 0.5，同时又无体位性低血压、眩晕、耳鸣、抽搐等不适时的体重，但临床评估法受主观因素影响较大。

（2）**放射学评估法**：对比透析前后 X 线心胸比以及肺门的宽度，若透析后明显改善，提示有可能会达到干体重。

（3）**超声评估法**：测定血液透析前后下腔静脉直径和深吸气时下腔静脉直径的减小率来估测干体重。

（4）**放射性核素测定法**：应用放射性核素流测定细胞外液容量，用中水法测定总体水量，对比透析前后液体的变化，来评估患者的容量诊断性最高，但价位高，多用于研究。

（5）**血浆标记物测定法**：检测血浆心房钠尿肽，脑钠肽。

（6）**持续血容量监测**：通过超声测量血液流速来监测血细胞比容或总蛋白含量的变化，有助于监测透析高血压或低血压的发生。

（7）**生物阻抗频谱法**：是目前临床上常用的评估干体重的手段，通过人体成分分析仪的多频生物阻抗光谱快速而无痛地测量人体成分，估测体重、细胞外液容量。

当然，干体重不是一成不变的数值，而是会根据患者营养状态改变而增减变化的，因此建议每月评估一次。

74 每次血液透析超滤脱水量是不是越多越好

每次血液超滤脱水量并不是越多越好。超滤脱水量与透析中毒素清除量并无相关性。透析过程中超滤的是外周血中的水分，当血管中的外周血水分被超滤排出体外后，组织中体液会向血管中转移，从而减少组织水肿，保持血管中血容量稳定。因组织液向血管内转运速率最多为每小时15ml/kg，因此一位60kg患者每小时超滤脱水量不应超过900ml，透析4小时超滤脱水量不超过3 000ml，这样在大多数情况下患者能耐受。若短时间内超滤量过多，超过组织液向血管内转运速率，会导致患者血管内液体再充盈不足而出现低血压，造成血液透析治疗无法完成，甚至动静脉内瘘堵塞等情况。透析超滤脱水量过大，会造成短时间内血液容量的巨大变化，从而影响血压，甚至诱发心律失常。长此以往，还将影响心脏功能，增加心血管并发症发生风险。尤其是高龄、有心脏基础疾病、低体重等患者，过大超滤脱水量更容易出现心脏意外。因此，一般透析超滤脱水量不要超过1 000ml/h为宜。

血液超滤脱水量需要根据患者透析间期体重增加量、是否水肿以及干体重来决定。若患者透析间期体重增加过多，超过了常规最大超滤率，可以通过延长透析时间的方式达到清除透析间期潴留水分的效果。另外，透析间期需要严格限制水分摄入以减少透析间期体重的增长。若患者每次透析间期体重增长过多，则有可能需要提高透析频率，以减少透析间期体重增长，而不应该通过增加透析超滤量来清除水分。

75　为什么长期血液透析后就不会有尿了

对于急性肾功能不全患者，血液透析只是帮助患者度过少尿期，当肾功能逐步恢复，停止透析后，患者尿量会逐渐增多。对于慢性肾功能不全患者，随着残余肾功能的下降，患者尿量逐渐减少。透析初期由于毒素即血液中的溶质的清除，渗透性利尿的作用减弱，部分患者会出现尿量突然减少。透析一段时间后，由于残余肾功能进一步下降，大部分患者的尿量会进一步减少，直至基本无尿。极少一部分患者可长期保持少量尿液，但是这部分尿液对排出体内毒素基本无帮助。

76 尿毒症患者一旦透析就要终身透析吗

　　若患者为急性肾功能不全，或各种疾病引起的继发性肾损害，可通过短时间透析帮助肾脏排出毒素和水，待肾功能恢复后停止透析。但若患者为慢性肾功能不全、尿毒症，肾功能已经无法恢复，则需要终身透析；但这部分患者若在透析期间进行肾移植，也可以脱离透析。

77 为什么透析要从短时间开始

　　血液透析快速清除毒素即血液中的溶质，可导致患者血液溶质浓度快速下降，进而引起血浆渗透压下降，血液和组织液渗透压差增大，水向组织间隙转移，引起脑组织水肿、颅内压增高等改变，或引起肌肉组织及肺组织等水肿。该现象叫作透析失衡综合征，一般多见于首次透析、透析前血肌酐和血尿素氮过高、快速清除毒素（高通量透析器）等情况。轻者可表现为头痛、恶心、呕吐、躁动、癫痫发作、反应迟钝，重者出现抽搐、意识障碍，甚至昏迷。因此，首次透析要从短时间开始，逐步增加透析时间，且首次透析应选择相对较小膜面积的透析器、调低血流速度和透析液流速等。建议首次透析时间不超过3小时，以后逐渐延长每次透析时间，直至达到每次4小时。

78 规律透析频率和时间多少为宜

　　终末期肾病患者进行血液透析治疗，需要保证透析的充分性，以维持较好的血压和容量状态、营养、心功能、食欲、体力、电解质和酸碱平衡，减少贫血，保证生活质量。诱导透析期内为避免透析失衡综合征，建议适当调高患者每周透析频率。

　　根据患者透析前残余肾功能，可采取开始透析的第1周透析3~5次，以后根据治疗反应及残余肾功能、机体容量状态等，逐步过渡到每周 2~3 次透析。总体来说，需要根据患者残余肾功能决定透析频率和时间，对于残余肾功能＞2ml/（min·1.73m²）的患者，每周血液透析时间≥10 小时，即每 2 周透析 5 次，每次 4 小时；对于丧失残余肾功能的患者，每周血液透析时间≥12 小时，即每周透析 3 次，每次 4 小时。

若患者饮食控制差导致透析间期体重增长过多、每次透析需要脱水量过大，可适当增加透析次数或延长透析时间，如每周透析 4 次，每次透析 4 小时，或每周透析 3 次，每次透析 6 小时。若患者心功能差，不能耐受每次透析时脱水量过大，可减少每次透析时脱水量，需要增加透析次数并缩短透析时间，如每周透析 4 次，每次透析 3 小时。部分患者同时进行规律腹膜透析和血液透析，即在每日规律腹膜透析的基础上，根据腹膜透析的情况每 5、7 或 10 天血液透析一次。

第二节　血管通路与保护

79　什么是血管通路，如何利用与保护好血管通路

如前所述，血液透析是将患者血液引出体外，通过透析装置进行过滤后再将净化后的血液回输至体内的一个体外循环过程。由于血液透析时往往需要较大的血流量（200~300ml/min）才能保证良好的透析效果，因此需要为患者建立一个稳定、可靠且血流量足够的引血途径以及顺畅的回血通道，称为血管通路。理想的血管通路除了能够提供足够的血流量外，还应具有护士使用方便，使用寿命长以及并发症少等特点，是顺利进行血液透析的必备条件。

血液透析是终末期肾脏疾病患者最主要的一种肾脏替代治疗手段。建立合适的血管通路是能够顺利进行血液透析的前提条件，也是患者能充分透析的根本保证，因此，血管通路也被喻为血液透析患者的"生命线"。近年来，随着医疗水平的提高和血液透析技术的发展，尿毒症患者的预期寿命不断延长，透析年龄越来越大，有限的血管通路资源在逐渐耗竭，这对肾科医生提出了挑战，怎么利用和保护好有限的血管通路资源，如何为患者选择合适的血管通路类型，尽量延长血管通路的使用寿命，也成为摆在我们面前的现实问题。无论是《中国血液透析用血管通路专家共识》的发表，还是2020年最新的《肾脏病预后质量倡议（Kidney Disease Outcomes Quality Initiative，KDOQI）：血管通路临床实践指南》的发布，以及各国血管通路指南的建议，都提示血管通路问题得到了广泛的关注和重视。只有靠医务人员和患者共同努力，保护好血管通路，才能为血液透析的顺利进行保驾护航。

80 血管通路有哪几种类型，各有什么特点

临床上常用的血液透析血管通路一般分为临时性血管通路和长期性血管通路两大类。

（1）**临时性血管通路**：包括直接浅表动脉穿刺和临时性深静脉导管。

1）直接浅表动脉穿刺：一般选择的穿刺动脉为前臂桡动脉和足背动脉，此方法操作简单，血流量足够，但由于外周浅表动脉直径一般较小，穿刺有一定难度且会增加患者痛苦，一般不适合做长期血管通路。

2）临时性深静脉导管：常选择的置管血管有颈外静脉、颈内静脉、股静脉及锁骨下静脉。导管放置成功后可即刻用于血液透析治疗。此方法在超声引导下进行比较安全，但对操作者有一定的技术要求。由于临时透析导管的材质及设计较半永久性血液透析导管（又称带涤纶套的中心静脉血液透析导管）有所不同，其留置在深静脉时间过长会导致血栓形成、感染及中心静脉狭窄的风险升高，因而仅适于短期使用。

（2）**长期性血管通路**：包括动静脉外瘘，自体动静脉内瘘，移植物动静脉内瘘以及半永久性中心静脉导管。

1）动静脉外瘘：为早期血液净化的一种血管通路形式，适用于急诊透析，紧急情况下术后可立即使用，不须反复经皮穿刺，但其使用寿命较短，出血、感染的风险较高，现已基本淘汰。

2）自体动静脉内瘘：为长期血液透析患者最常用且推荐的血管通路形式，

也是目前使用最广泛的血管通路类型，血管条件允许时自体动静脉内瘘通常在前臂动静脉血管处进行连接，动静脉位置见图 3-2-1A，最常将头静脉与桡动脉进行吻合，形成动静脉内瘘（图 3-2-1B、C）。手术创伤小、容易建立，后期使用方便，并发症较少，且使用寿命较长。进行血液透析时通过动脉针引流血液进入透析机，然后经静脉针回输至体内进行血液净化（图 3-2-1D）。

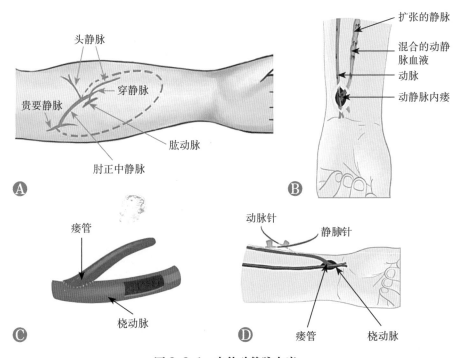

图 3-2-1　自体动静脉内瘘

注：A. 前臂动、静脉血管位置示意；B、C. 动静脉内瘘示意；D. 动静脉内瘘穿刺示意。

3）移植物动静脉内瘘：包括人工血管和生物血管移植物动静脉内瘘。适用于自身血管条件较差，自体动静脉内瘘无法建立的患者。手术较复杂，可提供较长的血管进行穿刺，但血栓、感染及动脉瘤等并发症较自体动静脉内瘘常见，人工血管内瘘见图 3-2-2。

4）半永久性中心静脉导管：适用

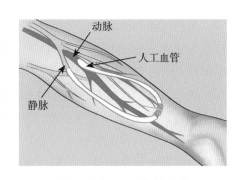

图 3-2-2　人工血管内瘘

于无法建立动静脉内瘘或预期寿命较短（＜6个月）的患者。半永久性中心静脉导管在皮下建立了一个皮下隧道，并通过导管自身的涤纶套与皮下组织粘连，封闭了皮肤入口至中心静脉的缝隙，使得该导管固定更加牢固（图3-2-3）。该导管的材料生物相容性好，但比起自体或移植动静脉内瘘仍有较大差距，其较动静脉内瘘更容易出现血栓、导管感染及中心静脉狭窄等并发症，使用寿命较短，后期维护困难且费用较高，往往作为长期性血管通路的一种补充形式，或是某些患者的最后选择。

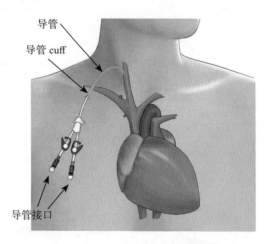

导管

导管 cuff

导管接口

图 3-2-3　半永久性中心静脉导管

81　如何选择适合自己的血管通路

血管通路的选择应结合患者的全身状况、血管条件、生活方式及当地的医疗技术水平来综合评估。理想的血管通路应具备以下条件：①容易建立，手术风险较小；②便于护士使用，透析方便，且对患者的日常生活影响较小；③能提供足够的血流量（透析时血流量能达到200ml/min以上）来保证透析充分性；④血管通路相关并发症（如感染、血栓形成、血管狭窄、心衰等）较少；⑤便于日后长期维护，花费少，使用寿命长。既往指南均提倡自体动静脉内瘘为长期血液透析患者的第一选择，但2019年更新的《KDOQI血管通路临床实践指南》指出，通路的选择应根据患者的生命计划来制订个体化血管通路策略。需要强调的是，患者具有血管通路的最终选择权；医护人员的职责是向患者及其家属充分说明各种血管通路的利弊，以及患者适合的血管通路类型。

82　糖尿病患者如何选择血管通路

维持性血液透析的糖尿病患者是一类特殊人群。对于这部分患者来说，由于长期高血糖的刺激可导致血管出现硬化、钙化，甚至闭塞，部分患者同时还可能伴有心脏病变，使自体动静脉内瘘建立困难，或成熟不良。对于合并糖尿病的老年及女性患者，需要充分进行术前评估（包括全身状况及血管超声和 / 或造影检查）来确定是否适合行自体动静脉内瘘，如果血管条件不佳（如流入道动脉内径 < 2mm，流出道静脉内径 < 2.5mm，或存在回路血管狭窄及血栓形成等情况），建议选择移植物动静脉内瘘或中心静脉导管作为长期血液透析血管通路。但对于年轻的男性患者，如果血管条件尚可，其自体动静脉内瘘的成功率和成熟率均与非糖尿病患者相似，自体动静脉内瘘仍作为首选的血管通路方式。

83　老年患者如何选择血管通路

老年患者常常合并有较多基础疾病，也是糖尿病、冠心病、动脉粥样硬化等疾病的高发人群，且大多数人都经历了慢性病的长期治疗，静脉输液对外周血管的损伤较常见，从而导致外周血管条件不佳，自体动静脉内瘘建立困难。但近期的研究指出，自体动静脉内瘘仍然是老年患者最好的通路选择，而那些预期寿命或血管条件不适宜建立自体动静脉内瘘的患者，应当以带隧道和涤纶套的透析导管作为优先选择。有学者还提出对老年患者建立血管通路需要考虑以下几点：①患者意愿；②血管通路的功能；③患者预期寿命；④是否有合适的血管来建立自体动静脉内瘘，以及后期成熟的可能性；⑤血管通路对患者生活质量的影响。因此，对这部分人群应在充分评估其全身状态和血管条件的基础上，个体化选择适合患者的血管通路形式。

84 带隧道和涤纶套的透析导管术后缝线需要拆吗

带涤纶套的透析导管我们一般称之为长期透析导管（相对于不带涤纶套的临时透析导管）。为了达到长期留置的目的，长期透析导管增加了特殊设计，要求经皮下隧道放置，并使用粘贴于导管上的涤纶套。导管通过皮下隧道后置入静脉内，而带有涤纶套的导管段放置于皮下隧道内，涤纶套的纤维有利于结缔组织长入，大约一周会形成纤维瘢痕，从而固定导管位置并封闭皮下隧道。由于涤纶套与周围组织形成的纤维瘢痕的存在，长期导管被锚定于皮下，不需要缝线固定。只有在放置导管后一至两周内，需要在皮肤与导管固定翼之间缝线防止导管意外脱出。该固定缝线在纤维瘢痕形成后需要拆除，因为此时缝线已起不到固定作用，反而增加患者痛苦和感染概率。

85 血液透析动静脉内瘘如何管理

血液透析动静脉内瘘管理应分为透析中心管理与患者自我管理两部分。

透析中心管理工作主要包括日常的动静脉内瘘功能检查、透析中动静脉内瘘穿刺护理、发现动静脉内瘘问题后进一步仪器检查以及动静脉内瘘出现并发症的处理。其他透析中心与动静脉内瘘管理相关的工作还包括对患者进行动静脉内瘘保护知识的科普宣教，监测血压以及透析脱水量以防治低血压，监测血脂及凝血功能以防治高凝状态等，监测患者营养和炎症状态以防治感染等。

患者的自我管理主要包括保持动静脉内瘘侧肢体清洁、定时进行动静脉内瘘自我检查、注意动静脉内瘘的自我保护、动静脉内瘘穿刺后的自我护理、动静脉内瘘的日常锻炼、控制饮水量等。

86　自体动静脉内瘘功能障碍的常见原因有哪些，形成机制如何

　　自体动静脉内瘘功能障碍的常见原因包括：①血管狭窄。静脉内膜异常增生和血管外向扩张重塑障碍引起的内瘘静脉狭窄。低剪切力和高剪切力均会影响血管重塑。由于内皮细胞损伤，炎症细胞浸润，促进成纤维细胞、肌成纤维细胞和平滑肌细胞活化、增殖和迁移，最终导致血管狭窄、闭塞，假性动脉瘤形成（图3-2-4）。②血栓形成。静脉狭窄或堵塞使血液回流不畅、动脉血流不足、反复穿刺、低血压、抗凝不充分等原因造成。③动脉瘤或瘤样扩张。持续高血压，动脉硬化或静脉压增高；内瘘吻合口过大，瘘口血流速度快，压力大；吻合时过多剥离血管外膜，使吻合口失去收缩功能；内瘘使用过早，血管壁薄，穿刺对血管内膜损伤；长期区域式穿刺、穿刺技术不佳或压迫止血不当，血液渗漏或血肿形成（图3-2-5）。④感染。早期感染可能与手术中的污染有关，后期感染可能与尿毒症患者免疫功能低下，透析时反复穿刺使细菌进入体内有关。

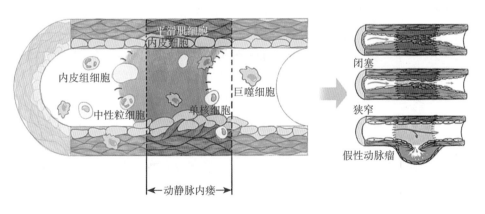

图3-2-4　动静脉内瘘血管狭窄的形成机制

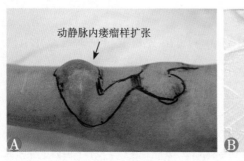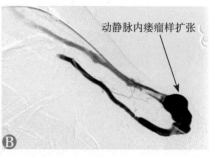

图 3-2-5　动静脉内瘘瘤样扩张

注：A. 动静脉内瘘瘤样扩张体表示意；B. 数字减影－血管造影（DSA）示动静脉内瘘瘤样扩张。

 87　如何进行动静脉内瘘自我检查

　　动静脉内瘘在长期使用过程中因反复穿刺与修复，可出现狭窄、瘤样扩张、窃血、肿胀手等并发症，其中动静脉内瘘狭窄最为常见，它可引起局部血流量不足、血栓形成，严重时导致动静脉内瘘堵塞，血液透析难以进行，甚至威胁血液透析患者的生命。故动静脉内瘘自我检查非常重要，有助于发现动静脉内瘘早期狭窄，降低动静脉内瘘堵塞和血管通路重建的发生风险，更好地维护血液透析患者的"生命线"。动静脉内瘘自我检查包括"望、扪、听"和"举臂试验"。"望"主要是观察动静脉内瘘局部有无红肿、渗血、渗液；瘘体有无新发异常搏动、渐进性增大的膨隆或扭曲；动静脉内瘘侧肢体有无肿胀。"扪"主要是沿动静脉内瘘血管全程缓慢抚摸，感受搏动强弱变化，有无震颤、是否减弱或出现间断。"听"是指有无动静脉内瘘杂音，注意声音强弱或声调较前有无变化，是否出现不连续或高调杂音。"举臂试验"是指将动静脉内瘘手臂抬高伸直后，动静脉内瘘血管是否塌陷或压力明显减低，手臂下垂时动静脉内瘘是否充盈。另外，患者尚须关注血液透析时有无异常情况，如新出现动静脉内瘘穿刺困难、穿刺时抽吸出血栓、血流量不能达标、静脉压持续增高报警以及连续 3 次以上拔针后出血时间延长等，出现上述异常均须警惕动静脉内瘘狭窄和堵塞风险。血液透析患者在自我检查中发现问题后，应及时告知血液透析室医护，与血管通路医务人员沟通，并进行超声检查、溶栓、超声引导下经皮球囊扩张术和血管通路重建评估等进一步诊治。

88　动静脉内瘘患者平时有哪"三怕"

"第一怕血压低"。动静脉内瘘的血流以动脉血压作为动力，低血压时动静脉内瘘的血流速度减慢，严重低血压可致局部血流速度明显下降。低血流速度是引发血栓形成的重要因素，过于缓慢的血流极易形成局部血栓，严重时可导致动静脉内瘘堵塞，造成血液透析动静脉内瘘失功。

"第二怕瘘受压"。动静脉内瘘侧肢体反复测量血压、佩戴饰品、上衣袖子过紧、长时间处于动静脉内瘘受压体位等，均有可能压迫瘘管，使动静脉内瘘流出道受阻，血流无法顺利通过该狭窄段，引起狭窄区域前段血流淤滞，狭窄区域后段血流变缓，严重时导致血栓形成，甚至动静脉内瘘堵塞。

"第三怕瘘破"。动静脉内瘘与动脉相连，已动脉化的浅表静脉缺乏骨骼和肌肉等保护。动静脉内瘘局部流动的血流量大、压力高、切割伤、感染、穿刺点过于薄弱等情况下，可能会导致动静脉内瘘破裂出血，如未得到及时有效处理，出血量过大时可危及患者生命。故遇到上述情况，特别是动静脉内瘘局部已出现动脉瘤或瘤样扩张时，要特别注意，谨防动静脉内瘘破裂。

89　如何保护好自己的血管通路

目前血管通路主要包括：自体动静脉内瘘、长期血液透析导管和人工血管，其中自体动静脉内瘘最为常用，不同类型血管通路的保护措施有所不同。

（1）自体动静脉内瘘的自我保护：主要包括预防感染、受压、意外伤害和低血压等。具体措施包括：①动静脉内瘘侧肢体每日用肥皂水清洁，有穿刺部位感染风险时，使用莫匹罗星软膏涂抹患处，注意完成日常自我检查等；②动静脉内瘘血管仅供血液透析穿刺使用，非紧急情况不可用于抽血、输液等；③动静脉内瘘侧肢体不佩戴饰品，不穿紧身及紧袖衣物；④动静脉内瘘侧肢体不用于血压监测，不可长时间提重物，睡觉时不向动静脉内瘘侧肢体侧躺，不要长时间抬高动静脉内瘘侧肢体；⑤注意控制透析间期体重增长，防止透析大量脱水；⑥注意饮食洁净，防止严重腹泻导致低血压；⑦注意降压药物加量时的血压变化，避免血压急剧下降；⑧注意运动或劳动时对动静脉内瘘血管的遮蔽保护，防止意外伤害。

（2）**长期透析导管的自我保护**：主要是预防意外脱落、防治感染和预防渗漏等。主要措施包括：①穿脱衣物要注意避免拉扯导管；②避免与人争执拉扯导致导管脱落；③每日肥皂水清洁导管皮下隧道出口部位，并检查导管皮下隧道出口有无红肿渗液，轻微异常可自行涂抹莫匹罗星软膏等，明显红肿渗液应尽快联系医务人员处理；④每日检查皮下隧道行程有无红肿热痛；⑤每日检查导管动静脉连接口肝素帽有无松动渗漏；⑥洗澡时可以使用肛肠造瘘袋或防水贴膜遮蔽皮下隧道出口以及导管外露段。

（3）**人工血管的自我保护**：人工血管的自我保护与自体动静脉内瘘基本相同，但要特别注意预防感染和低血压。因为人工血管多孔隙且缺乏血运，细菌一旦定植很难清除，往往需要手术移除感染段。人工血管内径一般固定在6mm以上，流出道狭窄也较多见，血压过低易导致人工血管内血流缓慢，进而形成血栓堵塞瘘管。

第三节　血液透析患者饮食与营养

90　血液透析患者可以喝饮料吗

血液透析患者须谨慎摄入传统饮料。由于机体水电解质紊乱、血容量相对不足、体内毒素积累以及心理因素等原因，血液透析患者较健康人更容易出现口渴症状，但血液透析患者须严格控制水摄入量。传统饮料追求口味，含糖量以及各种电解质含量往往较高，不能解渴也没有营养价值。最重要的是饮用饮料将会占用血液透析患者有限的水分摄入量，如果水摄入过量，患者体重增加过多，在透析时需要脱出的水分就会增多，短时间内脱出大量水分会使血液透析患者在透析过程中血压波动增大，心肺负荷加重，患者对透析耐受力下降，有时甚至无法坚持完成透析而中途下机。此外，还存在高钾血症等危及生命的电解质紊乱发生风险。因此，虽然血液透析患者不是绝对不能喝饮料，但是不建议喝饮料。

91　透析了是不是就不能喝水了

透析患者也需要喝水，但因为肾脏排泄功能缺失，水的代谢依赖血液透析，透析患者喝水的方式和总量都与健康人有所区别。需要避免过量饮水加大心肺负担，影响透析质量，甚至发生威胁生命的并发症。要做到有效控制摄水量，首先，血液透析患者要知道自己的干体重。干体重的定义和检测方法详见问题73。其次，评估干体重后，按照以下三个原则计算每天饮水量：①透析间期体重增长不超过干体重的5%；②每日体重增长不超过1kg；③每周血液透析3次者每天饮水量为500ml＋前一天尿量，每周血液透析2次者每天饮水量为300ml＋前一天尿量。比如一个干体重是60kg的血液透析患者，一天尿量约600ml，一周透析2次，理论上他的每日饮水量是300＋600＝900ml，但前提是该患者透析间期体重增长不超过3kg，并且每日体重增长不超过1kg，也就是说在没有违反前两条原则的前提下，患者每天饮水量约为900ml。但如果患者每天保持900ml摄水量，透析间期体重增长仍然超过3kg或每日体重增长超过1kg，摄水量还应该酌情减少，直至体重增长不超标。最后需要注意的是，所谓摄水量不仅仅是白开水摄入量，还应考虑摄入食物中所含水分，如稀饭、瓜果蔬菜和汤水等，要做到个体化原则，既要保证患者的生活质量，又要防止患者过度饮水造成不良后果。

92　如何控制好血液透析患者水钠摄入

水钠超负荷是导致血液透析患者高血压的主要原因，也是加重左心室肥厚和心力衰竭的重要因素，在血液透析患者日常饮食管理中，需要强调控制水钠摄入，主要包括以下方面。

（1）**限制钠盐摄入**：①低盐饮食，建议维持性血液透析患者盐摄入量一般为 3～5g/d，无尿者应更严格；②避免使用代盐，因代盐由钾盐（氯化钾）制成，血液透析患者易发生高钾血症，导致心律失常甚至死亡。

（2）**控制液体摄入量**：维持性血液透析患者应准确控制每日液体摄入量。液体摄入量计算可参考：每周 3 次透析，液体摄入量＝前一天尿量＋500ml；每周 2 次透析，液体摄入量＝前一天尿量＋300ml；每周 1 次透析，液体摄入量＝前一天尿量＋100ml。患者可准备一个有刻度的水杯，每天按照要求摄入。在日常饮食中要关注食物含水量，以免摄入水分过多，少食含水量高的食物，如汤水类、蔬菜、水果等，并养成小口喝水，不一饮而尽的习惯。如患者存在高血糖、口渴感会增加，应加强控制血糖。

（3）**规律血液透析**：通过适度频次的血液透析加强对水、钠的清除，尽可能在血液透析后达到患者"理想体重"，即干体重，有助减轻和改善尿毒症患者水钠潴留。

（4）**合理调节透析液钠离子浓度**：目前认为，相对性低钠透析，钠离子浓度在 137～138mmol/L 有助于减轻患者水钠潴留，降低血压，且安全性良好。

93　血液透析患者为什么要少吃盐

食盐化学名为氯化钠，钠元素是机体重要的化学元素，可参与调节体内水分和容量，增强神经肌肉兴奋性，维持酸碱平衡和血压，在血液透析患者高血压、心衰等病理过程中也发挥重要作用。同时，食盐还是日常生活中不可或缺的调味品。由于过多追求口感，现代食品和烹饪用盐已超过人体需要量，同时血液透析患者往往处于盐负荷过重状态，故更须在平时生活中少吃盐。摄入盐过多可引起或加重血液透析患者高血压；导致水钠潴留，加重心脏负荷。研究显示，日常饮食口味较咸，摄入盐过多，可引起血清钠离子浓度升高，增加口渴感，促使患者摄入过量液体，导致容量超负荷，进而增加急性肺水肿、充血性心力衰竭等并发症发生风险。为改善水钠潴留，血液透析患者透析频次或透析时间也须相应增加。另外，盐摄入过多还可加重钙质流失，加重骨质疏松。故少吃盐有助于改善血液透析患者水钠负荷，降低高血压和心衰等并发症发生风险，提高患者远期生存率和生活质量。值得注意的是，血液透析患者不仅要注意明显可见的家用食盐摄入量，也须注意"隐形盐"，如火腿、面包等食物含大量钠元素，草莓、鲜桂圆等天然食品含盐量也较大。

94 血液透析患者老是觉得口干怎么办

改善口干症状的方法包括：①减少食盐摄入量。②积极控制高血糖。合并糖尿病的血液透析患者，要注意监测血糖，使其控制在正常范围内。③刺激唾液分泌，缓解口干症状，如使用药用漱口液（如甘草漱口水）润口，咀嚼无糖口香糖或口含酸味食物如柠檬片、山楂。④适量饮用少量热水、冰水或咀嚼冰块，通过这种刺激性温度经感受器到达口渴中枢，起到止渴缓解口干的效果。⑤在房间内放置一盆水或加湿器，保证居住环境空气流通和湿度适宜（60%~70%）。⑥经常用湿水棉签或棉巾擦拭舌头和嘴唇，保持良好的口腔卫生和习惯，也有助于缓解口干。⑦平时注意饮食清淡，忌辛辣刺激性食物。⑧及时解除引起张口呼吸的病因或习惯，尽量避免张口呼吸，保持呼吸道通畅。⑨中医外治方法。中医学者认为口干多为阴虚津少，气虚阳弱，津不上承所致。采用中医针灸疗法或耳穴疗法，一定程度上可减轻患者的口渴感。

95 血液透析患者日常吃什么比较好

血液透析患者可在肾脏内科、血液透析室及营养科专业医护人员的指导下制订合理的膳食方案。

（1）充足的蛋白质和能量摄入：推荐血液透析患者蛋白质摄入量在 1.0~1.2g/（kg·d），高生物价蛋白质应占总蛋白质摄入量的 50% 以上；推荐能量摄入在 30~35kcal/（kg·d），必要时可遵医嘱加用口服营养补充剂。以优质高生物效价的动物蛋白质为主，如鲜奶、蛋、鱼、瘦肉等，补充各种必需氨基酸。植物黄豆、花生中虽然蛋白质含量高，但必需氨基酸含量少，不宜多吃。

（2）**限制钠摄入**：避免高盐食物，如速冻食品、罐装或干制食品、快餐食品、盐渍的肉类（如火腿、香肠、午餐肉）等。不能食用低钠盐，这种盐含钾量极高，可造成高钾血症。可通过酸味或辣味调料来代替盐，家里可备一个称盐勺方便控制日常钠摄入量。

（3）**控制钾摄入**：钾的摄入量根据具体病情决定，一般参考摄入量2 000mg/d。大多数食物都含钾，平时应了解各种食物的含钾量。

（4）**低磷饮食**：血液透析患者易出现高磷血症，并导致矿物质骨代谢异常、皮肤瘙痒、血管钙化等。食物中磷主要来自蛋白质，富含蛋白质的不同食物含磷量也不相同，即磷/蛋白质比值不同，其磷的生物利用度也不相同。透析患者应选择含蛋白质含量高但含磷量低的食物。此外食品添加剂和防腐剂中含有大量无机磷，很容易被人体吸收，故透析患者应避免食用含大量磷添加剂的食物，如可乐、罐头、火腿、烘烤食物等。

96 血液透析后还需要吃营养补品吗

透析后一般不推荐患者服用特殊营养补品，但需加强优质营养的摄入，包括足量优质蛋白，适量钙和维生素 D，补充铁元素、鱼油和左卡尼汀等。

（1）**补充蛋白质**：具体见问题 97。

（2）**钙和维生素 D**：透析患者常常容易出现钙和维生素 D 缺乏，引起继发性甲状旁腺功能亢进，建议患者增加钙和维生素 D 摄入，可选择含有钙和维生素 D 的补充剂，但需定期监测患者血钙、磷和甲状旁腺素水平，避免高钙血症和低动力性骨病的发生。

（3）**补充铁**：透析患者常常存在铁元素缺乏，易出现贫血。建议患者增加铁摄入，可选择含有铁的补充剂，但铁负荷过重时应避免补铁。

（4）**鱼油**：透析患者常伴随高脂血症，并发心血管疾病，增加鱼油摄入有助降低血脂，降低动脉粥样硬化和心血管疾病风险。

（5）**左卡尼汀**：透析患者往往存在左卡尼汀缺乏，可结合使用左卡尼汀改善能量代谢，有利于预防继发性肉碱缺乏引起的贫血或透析营养不良及炎症。

97　血液透析后还应该坚持低蛋白饮食吗

　　肾功能不全患者在透析前需低蛋白饮食联合 α- 酮酸，以降低代谢废物生成，延缓肾功能降低，但血液透析后一般建议不再坚持低蛋白饮食。其理由包括：血液透析可代替肾脏排泄功能，清除患者体内蓄积的代谢废物，伴随透析会出现一些蛋白质的丢失，同时蛋白质代谢率也有所增加。如不进行补充，可能会导致肌肉萎缩、营养不良，加重炎症状态。故目前指南建议，血液透析患者蛋白质摄入量为 1.0 ~ 1.2g/（kg·d），最少应达到 1.0g/（kg·d），并尽量选用优质蛋白，如鱼、瘦肉、鸡蛋等，必要时可补充复方 α- 酮酸制剂改善患者营养状态。同时，根据患者营养状态、年龄和性别等，蛋白质补充量有所不同：①营养状态。如患者营养不良或身体状况较差，需适当增加蛋白质摄入量；如患者营养状况良好，保持适当蛋白质摄入量即可。②年龄和性别。不同年龄和性别患者对蛋白质的需求也有所不同，年龄较大或者女性患者需要减少蛋白质摄入量。

98　血液透析患者真是什么水果都不能吃吗

　　血液透析患者平时可以吃一些水果，但水果种类的选择和食用量有以下要求。

　　（1）**避免钾含量高的水果**：透析患者一旦进食高钾水果，无法及时将钾排出体外，出现高钾血症，可导致心律失常，甚至室颤、心搏骤停，危及生命。特别是无尿的透析患者，更应注意。常见的高钾类水果包括香蕉、橘子、柚子、橙子、柿子、杨桃、芒果、菠萝、石榴和香瓜等。可以吃含钾相对少的水果，如苹果、梨。另外，红枣、桂圆、龙眼等干果类食物的钾含量较高，且容易摄入过量，也应避免食用。如血液透析患者合并糖尿病，则须依据血糖水平避免食用升高血糖的水果。

　　（2）**避免水分含量高的水果**：透析患者往往少尿或无尿，伴随容量负荷过重，故平时应少吃含水分多的水果，如西瓜、哈密瓜等。

（3）控制摄入量：食用水果时也需要注意控制摄入量。故透析患者可在医生或专业营养师的指导下根据自身情况选择水果种类和摄入量。

99 如何限制饮食摄入钾和磷

血液透析患者限制饮食摄入钾和磷须注意以下几个方面。

（1）**限制高钾食物的摄入**：高钾食物包括香蕉、芒果、猕猴桃、菠萝、西红柿、土豆、红薯、豆类等。透析患者应该减少或避免食用这些食物，并选择低钾食物如苹果、梨、桃、李子、蓝莓等。新鲜蔬菜含钾量比较高，食用蔬菜时可选用白灼方式，以减少钾摄入量。

（2）**限制高磷食物的摄入**：含磷高的食物包括杂粮类如莜麦面、荞麦面、玉米面，坚果类如西瓜子、南瓜子、葵花籽、腰果等，动物性食物如凤尾鱼、沙丁鱼、乳鸽、海蟹、带鱼等，干豆类及豆制品如腐竹、黑豆、豆腐皮、黄豆等。

（3）**选择低磷添加剂食物**：许多加工食品和罐装食品含有高磷添加剂，如饼干、蛋糕、冰淇淋等。透析患者应该尽量选择不含高磷添加剂的食品或使用低磷添加剂的食品。

（4）**注意烹饪方法**：透析患者应该避免烹饪食材时加入高磷调料如酱油、豆瓣酱、花椒粉等。最好选择清淡的烹饪方式，如蒸、水煮、烤等。

（5）**注意药物磷含量**：一些药物如降糖药、缓释药、铝制剂等含有高磷成分，透析患者应该在医生指导下服用这些药物。

100 血液透析患者低磷饮食应该如何管理

低磷饮食是预防高磷血症的重要基础，血液透析患者在日常生活中可通过以下措施进行低磷饮食管理。

（1）**控制蛋白质摄入量**：磷主要来源于蛋白质，蛋白质摄入量会直接影响血液透析患者的血磷水平，KDOQI推荐血液透析患者的蛋白质摄入量为每天每千克体重 1.0～1.2g。

（2）选择磷/蛋白质比值低的食物：血液透析患者可以选择磷含量低而蛋白质含量丰富的食物，如鸡蛋清、瘦肉等，在保证蛋白质摄入的同时减少磷的摄入。

（3）选择磷吸收率低的食物：食品添加剂中无机磷的人体吸收率接近100%，故应尽量少吃含食品添加剂的加工食品，如加工肉制品、速食食品、速溶食物、奶酪、火腿肠、饼干等。

（4）降低食物中的磷含量：有研究表明充分水煮可显著减少食物中磷含量，对食物水煮后再烹饪，以及烹饪后的食物去汤再吃，均可有效减少磷的摄入。

101　血液透析患者日常吃什么比较好

血透患者日常饮食可参考表 3-3-1 进行食物选择和搭配，保证营养均衡。

表 3-3-1　每 100g 常见食物中能量、蛋白质、钾、钠、钙、磷含量

食物名称	能量/kJ	能量/kcal	蛋白质/g	钾/mg	钠/mg	钙/mg	磷/mg
肉、蛋、奶类							
牛肉（瘦）	444	106	20.2	284.0	53.6	9	172
猪肉（瘦）	598	143	20.3	305.0	57.5	6	189
羊肉（瘦）	494	118	20.5	403.0	69.4	9	196
牛肉干	2 301	550	45.6	51.0	412.4	43	464
牛肉松	1 862	445	8.2	128.0	1 945.7	76	74
牛肝	582	139	19.8	185.0	45.0	4	252
猪肝	540	129	19.3	235.0	68.6	6	310
鲫鱼	452	108	17.1	290.0	41.2	79	193
草鱼	469	112	16.6	312.0	46.0	38	203
鲤鱼	456	109	17.6	334.0	53.7	50	204

续表

食物名称	能量 /kJ	能量 /kcal	蛋白质 /g	钾 /mg	钠 /mg	钙 /mg	磷 /mg
带鱼	531	127	17.7	280.0	150.1	28	191
甲鱼	494	118	17.8	196.0	96.9	70	114
对虾	389	93	18.6	215.0	165.2	62	228
虾皮	640	153	30.7	617.0	5 057.7	991	582
龙虾	377	90	18.9	257.0	190.0	2	221
海参（干）	1 097	262	50.2	356.0	4 967.8		94
鸡	699	167	19.3	251.0	63.3	9	156
鸡蛋	577	138	12.7	98.0	94.7	48	176
鸭蛋	753	180	12.6	135.0	106	62	226
松花蛋（鸭）	715	171	14.2	152.0	542.7	62	165
鸭	1 004	240	15.5	191.0	69.0	6	122
咸鸭蛋	795	190	12.7	184.0	2 076.1	118	231
鸽	841	201	16.5	33.4	63.6	30	136
牛奶	226	54	3.0	109.0	37.2	104	73
酸奶	301	72	2.5	150.0	39.8	118	85
奶粉（全脂）	2 000	478	20.1	449.0	260.1	676	469
主食类							
大米	1 448	346	7.4	103.0	308.0	13	110
糯米（江米）	1 456	348	7.3	137.0	1.5	26	113
小米	1 498	358	9.0	284.0	4.3	41	229
高粱	1 469	351	10.4	281.0	6.3	22	329
玉米（黄）	1 402	335	8.7	300.0	3.3	14	218
面粉（标准粉）	1 439	344	11.2	190.0	3.1	31	188
面粉（富强粉）	1 464	347	10.3	128.0	2.7	27	114
挂面（标准粉）	1 490	356	10.1	157.0	150.0	14	153
挂面（精白粉）	1 452	347	9.6	122.0	110.6	21	112

第四节　血液透析患者生活方式与精神心理

102　做血液透析的当天可以运动吗

　　血液透析患者应该保持良好的生活方式，包括合适的运动量和运动方式。有研究表明：血液透析当天运动能提高维持性血液透析患者的透析充分性及运动能力，调节血压，缓解抑郁情绪等。一般建议患者在开始透析前半小时到一小时之间且血压稳定的情况下进行运动，运动时充分利用双下肢、非动静脉内瘘侧上肢、臀、腰等较为灵活的部位，借助合适的运动设备进行，比如床旁脚蹬车、弹力带、哑铃等。适量运动的主观感觉以微有出汗、稍感疲劳、轻微呼吸加快但不影响正常交谈为宜，客观指标以运动停止后6分钟，每分钟脉搏次数小于110次为准。当运动时出现呼吸急促不能交谈，运动后出现乏力、明显关节疼痛或僵硬则提示运动量过大，需要减少运动量或暂时停止运动。需要注意有以下情况的患者不建议在透析当天进行运动：①血液透析开始不足三个月；②循环或心脏病情不稳定；③有症状的高血压或低血压；④有深静脉血栓形成的症状和体征；⑤透析间期体重过度增加，发生严重体液潴留；⑥有其他不适合运动的疾病。总之，血液透析当天的运动方案需要遵循个体化原则，并在医生指导下制订。

103　非透析日又该如何做运动

　　如前所述，制订血液透析患者运动方案需要遵循个体化原则。在身体条件允许情况下，血液透析患者应该在非透析日坚持运动。运动可以改善心血管功能、调节血压状态、降低血脂、改善睡眠质量和营养不良状态、提高血液透析患者整体生活质量。有研究表明，血液透析患者在非透析日进行运动训练比透析当天更加有效，并且运动限制更少，选择更多。对于血液透析患者在非透析日的运动有如下建议：①做家务，比如拖地、洗衣、刷碗等。②步行，步行是最简单、最容易实现的运动，建议在身体能耐受情况下，每天坚持步行4 000步以上。其他有氧运动如慢跑、骑脚踏车、爬山、游泳等均可。③局部运动，当患者进行全身运动受限时，也可以尝试通过身体局部运动保持运动量。在进行运动时应该注意确保安全，循序渐进，血压波动大时暂停运动，同时注意保护好血管通路，不过度使用动静脉内瘘或置管侧肢体。

104 血液透析患者可以吸烟吗

血液透析患者不宜吸烟。吸烟已经被证明是引起各种慢性疾病的危险因素，包括心血管疾病、肺部疾病和各种癌症。研究发现血液透析患者心脑血管并发症的发生率和死亡率显著高于普通人群，而吸烟则会加速这些疾病进展，提高死亡风险。在既往无冠心病病史的透析患者中，与不吸烟者相比，吸烟者新发心力衰竭风险增加59%，新发周围血管性疾病风险增加68%。其机制可能是长期吸烟会损伤血管内皮细胞，尼古丁可诱导血管平滑肌细胞增殖，刺激血管新生，加速血管内膜增生和粥样斑块形成。同时，香烟中的重金属，如铬、镉、铅和锶，也可通过基因修饰，提高心血管疾病发病率。吸烟损害健康的其他机制还包括引起胰岛素抵抗、促进炎症反应及氧化应激、交感神经过度活动等。戒烟对于一般人群和其他慢性疾病患者的益处（例如降低死亡率、改善肺功能以及降低心血管疾病、中风和癌症的发病率）也适用于慢性肾脏病及血液透析患者。不管开始吸烟的年龄和每天吸烟的数量如何，戒烟对于健康的益处显而易见，越早戒烟益处越大。医生应建议血液透析患者戒烟，并根据患者具体情况给出治疗建议和措施，如尼古丁替代疗法和服用旨在减轻瘾症的药物（安非他酮和伐尼克兰），结合咨询和行为疗法，最大限度地减少吸烟对健康的影响。

105 血液透析患者可以正常工作吗

在工作中获得肯定对个人扮演社会角色的感受有积极影响，能极大增强自尊心。社会认可和良好的人际交往关系是提高血液透析患者生活质量的关键因素，研究也发现血液透析患者心理情况和工作状况之间存在很强的相关性。对于血液透析患者而言，能否正常工作取决于多个因素，如疾病控制情况、治疗方式、个人情况和工作环境等。首先，如果患者透析充分，病情得到良好控制，能够控制高血压、贫血和水电解质代谢紊乱等情况，那么血液透析患者是可以正常工作的。但是，如果病情控制不佳，透析不充分，血液透析患者可能会出现乏力、精神不振、失眠等症状，可能会影响其工作能力和工作效率。其次，血液透析治疗方式也是影响患者能否正常工作的重要因素。血液透析患者需要每周三至四次到医院接受治疗，每次治疗时间通常在 4 个小时左右。这会对患者的时间和精力造成一定的影响，可能会影响他们的工作计划。然而，如果患者接受的是夜间血液透析，或者腹膜透析，对其工作时间的影响就较小。最后，工作环境也是一个重要的因素。如果患者的工作环境存在一些危险因素，如噪声、化学物质和辐射等，则需要更多的保护措施。此外，如果患者从事的工作需要长时间站立或有较强的体力劳动，可能需要调整工作时间和任务，避免过度疲劳。总的来说，血液透析患者可以正常工作，但需要根据患者的病情和治疗方案进行适当调整，充分透析，遵循医生建议，按治疗计划规律用药和定期复查，有效控制病情，同时保持健康的生活方式，如合理饮食、适当锻炼和充足睡眠。

106　血液透析会导致"阳痿"吗

男性性功能障碍（俗称"阳痿"）是慢性肾脏病患者中常见但未被充分认识的健康问题。既往研究报道该病患病率为 20%～80%，在血液透析患者中更为常见。研究提示性功能障碍与肾脏功能呈负相关，即使是轻度肾小球滤过率降低也能导致垂体 – 性腺轴紊乱，促性腺激素缺乏或抵抗，睾酮水平降低，高催乳素血症等。这种紊乱很少能通过血液透析得到纠正，但通常可以在肾移植后得到改善。血管系统在勃起过程中起着关键作用，血液透析患者易合并动脉粥样硬化、内皮功能障碍和静脉阻塞性疾病等，影响正常勃起。此外，神经系统异常，尤其是在糖尿病和尿毒症毒素的影响下，交感神经和副交感神经病变会影响勃起功能。另外，维生素 D 缺乏和甲状旁腺功能亢进、贫血、缺锌、药物（利尿剂、$α_2$-肾上腺素受体激动剂和β受体阻滞剂）、社会及心理因素等均是造成血液透析患者睾酮水平下降、性欲减低和勃起功能障碍的原因。充分透析和摄入足够营养以改善血液透析患者总体状况有助于减轻尿毒症对勃起功能的影响。此外，可根据患者具体情况使用红细胞生成素控制贫血，控制继发性甲状旁腺功能亢进，心理治疗和/或抗抑郁药物治疗等。而西地那非和睾酮替代治疗对血液透析患者勃起功能障碍的影响尚未得到充分研究。此外，并不是所有血液透析患者都会出现"阳痿"等性功能障碍，可以通过多种方法进行预防和治疗。患者应该及时向医生咨询，寻求合适的治疗方案。值得一提的是，与男性性功能障碍相比，对女性性功能障碍的关注和研究并不充分，可能是问题被低估、文化习惯以及收集这类信息的困难所致。因此，关注血液透析患者人群的性功能问题对于改善患者心理健康状况，提高生活质量具有重要意义。

107 血液透析患者可以过性生活吗

血液透析患者可以过性生活，但需要遵循个体化原则，并注意以下几点。

（1）**安全性问题**：性生活过程中可能发生身体接触、体液交换等，这会增加感染风险。因此，患者及其伴侣需要采取适当保护措施，如使用避孕套、减少性伴侣等，以降低感染风险。

（2）**身体状况问题**：血液透析患者通常会有贫血、血压控制不佳、肾性骨病等症状，这些表现可能影响性生活的体验和效果。例如，低血压可能导致头晕、乏力等，影响性能力。血液透析治疗后可能存在疲劳和身体不适，因此在性生活之前应该先充分休息和恢复体力。同时，血液透析患者需要避免过度体力活动和情感压力，避免血压升高或心血管疾病等并发症的发生。

（3）**药物问题**：血液透析患者通常需要长期使用药物，如抗凝剂、降压药、磷酸盐结合剂等。这些药物可能对性生活产生影响，如影响性欲、勃起能力等。因此，患者需要在医生指导下，了解药物的作用和副作用，以便在性生活时采取相应的措施。

总之，血液透析患者可以过性生活，但需要在医生指导下确定个体化计划，注意安全性、身体状况和药物问题，确保性生活不会对健康造成影响。

108　血液透析患者可以生孩子吗

血液透析患者可以在专科医生的评估和指导下制订妊娠计划，并且建议多学科参与、指导、监测整个妊娠、分娩过程及新生儿的照护。女性血液透析患者由于性激素水平紊乱，常见子宫内膜萎缩影响排卵和受精卵着床；男性血液透析患者由于尿毒症毒素造成的精液损害，如射精量减少、精子数量低或完全无精症，以及较低的精子活动率，生育能力受到抑制。同时，肾衰竭还可能导致贫血、水肿、高血压等并发症，这些都可能会影响孕妇和胎儿的健康，提高生育风险。然而，自 1971 年 Confortini 等人报道了第一例长期血液透析女性成功妊娠生产的案例后，尽管目前血液透析患者妊娠生产仍不常见，但是成功案例越来越多。1980 年，欧洲肾脏协会 – 欧洲透析移植协会在其对 19 个国家的调查报告中提到，1 300 多名适龄女性中有 2% ~ 7% 的透析女性在随访期间妊娠。澳大利亚和新西兰透析和移植登记处观察到 1966 年至 2008 年，总体妊娠率为 2.07 每 1 000 人年，活产率为 79%。血液透析患者生育问题需要综合考虑多方面因素，包括肾衰竭病因、血液透析方式、生育时期、患者年龄、性别、肾移植可能性等。首先，肾衰竭病因有许多，如果是某种遗传性疾病，如多囊肾等，则可能存在遗传风险。此时，血液透析患者生育需要进行遗传咨询和评估，以决定是否适合生育。其次，血液透析方式也是一个关键因素。女性患者妊娠期间，可能需要增加透析次数和透析时长来清除多余废物和液体，治疗目标达到血清尿素氮 < 35mg/dl 或者每周 36 小时的血液透析治疗时间，可增加孕周和提高新生儿出生体重，改善结局。最后，如果患者有肾移植可能，需要考虑对生育的影响。患者在肾移植后需要进行抗排斥反应治疗，这些药物可能会对胚胎和胎儿产生影响，因此需要在医生指导下进行咨询和决定。而对于已经进行肾移植的患者，通常建议在移植术后一年内避免妊娠。移植后的肾功能是否恢复正常对于是否能够安全地妊娠和生育也有影响。如果肾功能得到了恢复并且稳定，那么安全生育的可能性就更高。血液透析患者孕期管理和分娩过程都需要更加谨慎和细致。例如，孕期需要密切监测血压和贫血情况，避免感染和其他并发症发生，可能需要调整药物治疗方案等。此外，由于血液透析患者免疫力较弱，新生儿的免疫功能也可能受到影响，需要更加重视新生儿的健康管理。因此，从临床角度来看，血液透析患者可以生孩子，但需要充分

考虑患者的身体状况和治疗方案，并在孕期和分娩过程中进行更加细致的护理和管理，以确保母婴健康。建议在孕前咨询肾脏内科医生和妇产科医生，共同制订合适的治疗和生育计划。

109 血液透析患者如何减轻自己的心理负担

血液透析患者可以采取以下方法调节自己的心理状态。

（1）**寻求心理支持**：透析患者可以向家人、朋友或专业医疗人员等寻求心理支持，或参加心理咨询等活动，以获得心理上的安慰和支持。

（2）**积极社交**：透析患者可以积极参与社交活动，与朋友、家人互动，与医护人员讨论有关透析治疗的问题，与病友交流体会，分享彼此的经验和情感，减轻心理负担。

（3）**运动**：透析患者可以参加放松训练，如瑜伽、冥想、深呼吸等，适量运动可以帮助透析患者缓解紧张和焦虑情绪，提高身体免疫力和心理素质。

（4）**兴趣爱好**：透析患者可以培养自己的兴趣爱好，如读书、听音乐、旅游等，以缓解心理压力，调整情绪。

（5）**遵循医嘱**：透析患者应积极配合医生的治疗方案，遵循透析时间和药物使用等医嘱，以提高治疗效果，减轻心理负担。

110 血液透析患者为什么容易发生贫血

贫血是指血液中红细胞数量减少，或者血红蛋白浓度低于正常值。血液透析患者很常见贫血发生，主要原因有以下几点。

（1）**肾功能减退**：慢性肾衰竭患者肾功能减退导致肾脏分泌的红细胞生成素减少。红细胞生成素是一种激素，能刺激骨髓产生红细胞。因此，红细胞生成素不足会导致红细胞生成减少，从而导致贫血。

（2）**缺铁**：透析患者可能因为饮食限制、肠道吸收障碍、长期失血等造成缺铁，或者因为慢性炎症影响铁代谢。铁是红细胞生成过程中必不可少的元素，缺铁会导致贫血。

（3）**维生素缺乏**：透析患者可能因饮食限制、药物干扰等导致维生素 B_{12} 和叶酸缺乏。这些维生素对红细胞生成和成熟起着关键作用，缺乏这些维生素会导致贫血。

（4）**造血抑制**：尿毒症毒素可破坏红细胞并抑制骨髓造血。

（5）**机械性破坏**：血液透析的血泵管道可以对红细胞造成机械性破坏，透析器中残留血造成损失也可加重贫血。

血液透析患者如何纠正贫血

血液透析患者受多种原因影响，容易发生贫血，纠正贫血需要在专业医生的指导下进行。治疗时，医生会根据患者的具体情况制订个性化治疗方案。

（1）了解贫血的原因，针对病因治疗。血液透析患者发生贫血的原因有多种，例如缺铁、营养不良、炎症反应、肾性骨营养不良等。因此，需要先了解贫血的原因，有针对性地采取措施治疗。评估贫血原因的常用方法有：血红蛋白、网织红细胞、骨髓穿刺、铁代谢指标、维生素 B_{12} 和叶酸水平、炎症指标等检查。

（2）在医生指导下使用红细胞生成素治疗。由于血液透析患者体内缺乏红细胞生成素，可以通过使用红细胞生成素治疗来促进红细胞生成。红细胞生成素是一种蛋白质激素，可以刺激骨髓生成红细胞，从而缓解贫血症状。但是，使用红细胞生成素也需要注意用药剂量，监测血红蛋白等指标。

（3）根据铁蛋白水平等补充铁剂。铁是合成血红蛋白的重要物质，因此铁缺乏也是血液透析患者容易发生贫血的原因之一，补充铁剂可以提高血红蛋白水平，缓解贫血症状。

（4）必要时补充维生素 B_{12} 和叶酸等造血原料。维生素 B_{12} 和叶酸也是红细胞生成过程中不可缺少的营养素。补充维生素 B_{12} 和叶酸可以促进红细胞生成，改善贫血症状。

（5）口服低氧诱导因子脯氨酰羟化酶抑制剂，如罗沙司他，通过促进机体内源性红细胞生成素生成及受体表达，促进与铁代谢相关蛋白的表达，同时降低铁调素水平，综合调控机体，促进红细胞生成。

（6）紧急情况下考虑输血。如果贫血非常严重（如血红蛋白 < 60g/L），

可以考虑给患者输血。输血可以快速提高患者血红蛋白水平，但是也存在输血反应、感染和铁负荷过重等风险。因此，输血应该在较紧急情况下使用，尤其对于有肾移植计划的患者需要经过仔细评估，慎重选择。

112 血液透析患者身上为什么皮肤瘙痒

皮肤瘙痒可以说是血液透析患者中一种非常常见和难以耐受的症状，发病率很高，原因主要有以下几方面。

（1）**电解质紊乱**：长期血磷控制不达标，高钙血症，或伴发继发性甲状旁腺功能亢进会促进钙、磷在皮肤中沉积。

（2）**皮肤干燥，缺乏水分**：长期透析会造成皮脂腺、汗腺萎缩及内分泌功能障碍，从而使皮肤干燥。

（3）**毒素蓄积**：血液透析虽然能够清除部分体内毒素，但无法完全替代肾脏功能，使大中分子毒素蓄积。

（4）**营养不良**：肾病患者由于限制饮食等，导致营养物质摄入不足，加之透析会导致营养物质丢失，使皮肤营养成分缺乏，导致皮肤敏感性增加。

（5）**过敏症状**：透析过程中会接触到多种致敏物质，如体外抗凝剂（肝素）、管路、透析器、消毒剂（环氧乙烷等）等，都可引发过敏，导致瘙痒。

（6）**周围神经病变**：尿毒症合并瘙痒的患者，约60%存在周围神经病变，如深浅感觉障碍。

（7）**其他疾病**：如伴发糖尿病，高钙血症等疾病会加重瘙痒的发生。

113 血液透析患者皮肤经常瘙痒该如何处理

（1）**充分透析**：充分透析可以降低毒素水平，防止毒素在患者体内蓄积，可以通过提高透析效率以及增加透析频率来实现。

（2）**纠正钙磷紊乱和甲状旁腺功能亢进**：钙磷代谢紊乱及其导致的甲状旁腺功能亢进会导致患者出现皮肤瘙痒等症状。因此可以通过低磷饮食，充分透析，使用降磷药物、降甲状旁腺激素药物，纠正患者体内钙磷代谢紊乱和甲状旁腺功能亢进。

（3）**防治过敏反应**：首先应避免使用可能导致患者过敏的材料以及药物。其次如考虑过敏，可以内服一些抗过敏药物，如抗组胺药物，或者外用非特异性抗炎药物（吲哚美辛、曲安奈德、复方倍氯米松等），还可以外用润肤剂。

（4）**血液灌流**：血液灌流基于吸附原理，能更有效地清除血液中的中大分子和蛋白结合类毒素。据文献报道，在常规透析的基础上每月增加一次血液灌流，能有效降低血液中的甲状旁腺激素、β_2- 微球蛋白。血液灌流和血液透析联合使用，能显著缓解患者的瘙痒症状。

（5）**注意生活方式**：①避免皮肤破损：皮肤瘙痒会使患者经常手抓皮肤，从而出现皮肤破溃甚至感染，进一步加重病情。可以改抓痒为拍打皮肤瘙痒处，从而缓解瘙痒症状。②保持皮肤湿润：可以用甘油、凡士林、裂可宁等。③改善居住环境：保持温度适宜、通风良好。④培养良好饮食习惯：避免刺激性食物，避免吸烟、喝酒等可能加重皮肤瘙痒的饮食习惯。

（6）**适当运动**：运动有助于促进血液循环，减少磷酸盐沉积，促进毛孔呼吸。

114　血液透析患者为什么会出现低钙血症

血液透析患者中钙磷代谢紊乱相当常见，低钙血症的发生与以下因素有关：①尿毒症毒素潴留；②活性维生素 D 相对或绝对不足；③含钙食物摄入少、钙剂使用剂量不足，或小肠黏膜功能受损导致钙吸收减少；④血液透析使用枸橼酸钠抗凝或血浆置换时使用的新鲜血浆中有枸橼酸，枸橼酸与血中钙结合从而引起低钙血症，尤其是肝功能降低患者枸橼酸代谢能力下降，应特别注意。

115　血液透析患者低钙血症如何治疗

并非所有的低钙血症都需要治疗，《内科学》（第 9 版）指出：起始治疗指征是出现明显低钙血症;《肾脏病学》(第4版)指出:根据 KDOQI 指南建议,如果校正的血钙低于正常值低限(8.4mg/dl,即 2.1mmol/L)并伴有低钙的临床症状或体征,或血全段甲状旁腺激素水平高于肾脏病分期的目标值时应给予治疗。

(1)**慢性低钙血症的治疗**:若透析前患者为低钙血症,则应提高透析液中钙离子含量,以防纠正酸中毒过程中钙离子浓度进一步下降。若透析液中钙浓度过低可引起血钙下降,甲状旁腺激素分泌增多,继发性甲状旁腺功能亢进和高磷血症。治疗以补充钙剂和活性维生素 D、降低血磷为主,治疗期间注意定期检测血钙和血磷。

(2)**低钙危象的治疗**:在低钙危象时,应立即治疗,以纠正低血钙。可立即以 10% 氯化钙或 10% 葡萄糖酸钙 10~20ml 静脉缓注,必要时在 1~2h 内再重复注射 1 次;可立即使用高钙透析液进行血液透析治疗;补钙效果不好,应考虑是否有低镁血症,若有低镁血症则须补之;若抽搐严重,可用镇静剂。

116 血液透析患者为什么会出现高磷血症

血液透析患者出现高磷血症主要因为肾脏功能下降后磷酸盐排泄减少。在肾功能减退早期,甲状旁腺激素和成纤维细胞生长因子 23 水平升高增加了尿中磷的排泄分数,以补偿肾小球滤过率的下降,从而使血磷维持在正常水平。随着肾功能减退,血磷水平逐步升高。对血液透析患者而言,已无法通过上述调节达到平衡,同时,活性维生素 D 浓度降低、甲状旁腺素浓度升高,可引起骨质破坏大于骨质形成,成骨细胞活性增加,骨质中的磷释放入血。尽管血液透析可以清除一部分磷,但每次 4 小时透析仅能清除 800mg 磷,患者接受血液透析的频率和时长有限,多余的磷在患者体内蓄积,易引发高磷血症。

117 血液透析患者高磷血症如何治疗

高磷血症可以引起心血管钙化、代谢性骨病以及继发性甲状旁腺功能亢进等不良后果,控制血磷对于血液透析患者尤为重要。血液透析患者的血磷建议维持在 0.87 ~ 1.45mmol/L 范围内。治疗高磷血症，在定期监测的基础上，应从以下三个方面进行。

（1）**饮食干预**：限制磷的摄入，建议每日摄入磷 800 ~ 1 000mg；优化饮食结构，选择磷 / 蛋白比值低的动物蛋白，如蛋清、虾肉、海参，减少摄入含磷食品添加剂，限制含磷量较高的食物（如豆类、坚果等）；通过改进烹饪方法以减少磷的吸收，如通过炖煮方式烹饪肉类以减少肉类中的磷，还可以采用焯水方式。

（2）**血液透析干预**：对于血液透析患者来说，增加血液透析的频率和时长，充分透析，是降低血磷的有效手段。

（3）**药物干预**：药物治疗高磷血症主要使用磷结合剂。磷结合剂通过有效结合食物中的磷酸盐，降低磷的肠道吸收。磷结合剂分为铝剂、含钙磷结合剂、非含钙磷结合剂。铝剂因长期使用可引发铝中毒，导致骨病、贫血等，目前临床几乎不用。含钙磷结合剂包括碳酸钙和醋酸钙，优点是降低血磷效果良好，价格便宜，常应用于合并低钙血症的血液透析患者，缺点是长期使用易造成高钙血症，导致骨病和血管钙化。非含钙磷结合剂包括司维拉姆、碳酸镧、含铁磷结合剂、考来替兰等，这些药物均可有效降低血磷，且不会增加血钙浓度。非含钙磷结合剂常见的不良反应为胃肠道反应，如司维拉姆的不良反应主要为便秘和腹胀，碳酸镧的不良反应为恶心、呕吐、腹泻、胃肠胀气等。含铁磷结合剂包括蔗糖羟基氧化铁和柠檬酸铁，其中，柠檬酸铁亦可用于治疗缺铁性贫血，改善血液透析患者低血红蛋白情况。血液透析患者使用何种磷结合剂，以及具体的服药频次、剂量，须在专业医师指导下进行。

(118) 为什么血液透析患者易发生骨痛与骨折

血液透析患者常常并发慢性肾脏病矿物质和骨代谢异常（chronic kidney disease mineral bone disease，CKD–MBD），包括：①钙、磷、甲状旁腺激素或维生素 D 代谢异常；②骨转化、矿化，骨线性生长，骨量或骨强度异常；③血管或其他软组织钙化。其发生机制为肾功能不全导致磷酸盐滞留，进一步导致骨化三醇生成下调，最终形成低钙血症。肾脏 1α– 羟化酶产生减少导致骨化三醇合成减少，加剧甲状旁腺钙感受受体和维生素 D 受体低表达。这些变化

off

off

off

刺激 PTH 分泌，导致继发性甲状旁腺功能亢进。此外随着 CKD 进展，成纤维细胞生长因子 23（fibroblast growth factor 23，FGF–23）水平升高，增强磷酸盐排泄并下调活性维生素 D 的产生，从而引发低钙血症，进一步增强 PTH 分泌（图 3-4-1）。这些紊乱导致骨组织学异常，如伴随雌激素减少会增加骨质疏松风险。CKD–MBD 骨组织学异常与骨吸收增加、骨髓纤维化、骨矿化缺陷及骨基质形成有关，根据骨重塑率可分为以下几种类型：高转换性骨病、低转换性骨病（无动力型骨病和软骨病）、混合性骨病，这些骨病常伴有骨痛，患者骨折风险升高。

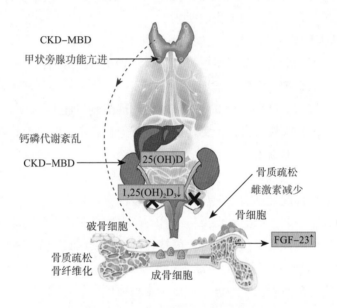

图 3-4-1　CKD–MBD 发生机制

注：CKD–MBD，慢性肾脏病矿物质和骨代谢异常；FGF–23，成纤维细胞生长因子 23；25（OH）D，25 羟基维生素 D；1,25（OH）$_2$D$_3$，1,25- 二羟基维生素 D$_3$。

119　继发性甲状旁腺功能亢进患者什么情况下行甲状旁腺切除术

严重的继发性甲状旁腺功能亢进可出现骨关节疼痛、顽固性瘙痒、肌肉无力或钙化防御等症状，当药物治疗无效且出现以下情况时，可考虑行甲状旁腺切除术：①血清中的甲状旁腺激素持续大于 800pg/ml。②彩超或 CT 提示一枚或一枚以上甲状旁腺增大。例如，彩超提示增生的甲状旁腺直径大于 1cm，核素显像提示具有丰富的血流。③持续性高钙血症和高磷血症，药物治疗无效；出现钙化防御以及 EPO 抵抗性贫血。④既往活性维生素 D 类似物以及拟钙剂治疗无效。

120　什么是透析相关性淀粉样变，如何诊断和治疗

透析相关性淀粉样变是指以 β_2- 微球蛋白为主要成分的淀粉样物质沉积于骨关节周围组织、消化道和心脏等部位，引起关节和关节周围组织病变及器官损害，临床表现为腕管综合征、淀粉样变骨关节病、破坏性脊柱关节病、囊性骨损害以及内脏淀粉样物质沉积等严重致残性疾病，是长期透析患者常见且严重的并发症。它的诊断可根据：患者表现为不同程度的大小关节骨骼疼痛，四肢肌肉酸痛，乏力和皮肤瘙痒或交替出现踝肩、肘膝、腕关节疼痛，结合骨骼 X 线和超声检查，必要时进行组织活检。

透析相关性淀粉样变的治疗重在预防。降低血浆 β_2- 微球蛋白水平有助于预防和延缓其发展。可采用血液透析滤过、高通量血液透析、血液灌流、选择性 β_2- 微球蛋白免疫吸附等方法加强清除 β_2- 微球蛋白，从而降低血浆 β_2- 微球蛋白水平。

121　血液透析患者血压控制在多少范围为宜

血压控制是血液透析患者健康管理的重要环节，《中国慢性肾脏病患者高血压管理指南（2023 年版）》建议血液透析患者诊室透析前，60 岁以下血压 < 140/90mmHg，60 岁以上血压 < 160/90mmHg（标准化诊室血压测量是指采用推荐的准备措施和测量技术进行血压测量，与所使用的设备类型无关）。

高血压对于血液透析患者有诸多危害，可诱发脑血管疾病，如脑出血、短暂性脑缺血发作；可诱发或加重心脏疾病，引起心力衰竭、冠心病；可导致血管疾病，如动脉瘤、主动脉夹层。血压过高还可引发高血压性视网膜病变，影

响患者视力，甚至导致患者失明。但血压也并非越低越好，低血压可能造成多器官血流灌注不足，引起动静脉内瘘闭塞、头晕、乏力、胸痛、腹痛等症状，严重影响患者健康。在血液透析患者的健康管理过程中，我们应定期监测患者透析前、透析过程中、透析结束后及透析间期的血压，并结合患者的容量负荷及透析充分情况，选择合适治疗方案，既不能让血压过高，也不能让血压过低。

122 血液透析患者如何正确服用降压药

（1）**使用降压药物的时机。**维持性血液透析患者控制高血压的基础是减少盐摄入量和保持适当的干体重。患者发生高血压，首先控制水盐摄入，食盐每日摄入不超过 5g；其次评估患者干体重是否达标，是否有水肿，胸片提示肺淤血、心胸比值增大等表现，必要时可以通过生物电阻抗测定方法评估干体重；同时合理调整血液透析处方，通过调整透析模式、增加透析频次、延长透析时间以清除患者体内多余的水和钠盐，以达到目标干体重。盐摄入量和干体重达标后，血压仍高则应考虑使用降压药物。需要注意的是，患者在达到干体重以前，若血压明显升高，也需要服用降压药物以防止高血压造成的靶器官损害。

（2）**合理使用降压药。**透析患者常用的降压药物包括：①ACEI/ARB：可改善心室重构、保护残余肾功能，但应注意避免不良反应如高钾血症的发生。②钙通道阻滞剂：降压效果较好，但有血管神经性水肿和牙龈增生等不良反应。③α 受体阻滞剂：降压效果好，但需预防低血压的发生。④β 受体阻滞剂：对心力衰竭、心绞痛患者有心脏保护作用，但有可能发生心脏的负性肌力作用，急性心衰及哮喘患者慎用。⑤利尿剂：但对无尿透析患者使用效果不佳。服用降压药先从标准剂量起始，优先选择长效降压药物，根据患者血压分级和心血管风险分层决定起始药物选择单药或联合治疗。

（3）**服用降压药的时间。**临床习惯建议患者清晨服用降压药，但对于血液透析患者来说，血压变异性增加，常出现夜间高血压或清晨高血压，建议患者完善 24 小时动态血压监测，根据监测结果在医生指导下调整用药种类、频次和时间。另外，血液透析患者在血液透析当天需根据血压情况决定是否暂停使用降压药物或减少用量，避免在透析过程中发生低血压。此外尽量选择不易被透析清除的降压药物，以免出现透析后血压升高。

123 血液透析过程中血压高需要处理吗

透析中高血压是指透析过程中平均动脉压较透析前升高 15mmHg 以上，常见原因有：①透析间期钠盐摄入过多，导致容量负荷过重；②透析过程中肾素－血管紧张素－醛固酮系统活性增强；③交感神经兴奋；④透析中降压药物被清除等。

透析中发生高血压要仔细寻找原因，预防为主。对于容量依赖性患者，可以先观察，往往随着水分的清除，患者血压会逐渐恢复正常；对于肾素依赖性高血压患者可给予 ARB 类或 ACEI 类降压药；心率快，交感神经兴奋的患者给予 β 受体阻滞剂；对于平时有高血压的患者建议选用不易被透析清除的钙通道阻滞剂或 ARB 类降压药物，而 ACEI 类药物容易被透析清除。对于严重高血压经处理血压仍不能下降的患者，应中止透析，积极对症处理，以防透析中发生心脑血管意外。

124 血液透析患者控制血压该如何进行自我管理

血液透析患者应防治血压偏高或偏低，高血压透析患者的血压管理包括：①严格限制盐摄入，尽量控制在 5g/d；②保持恒定的温度，温度剧烈变化可能造成血压波动；③控制透析间期体重增长，一般不超过 1kg/d 为宜；④避免脱水速率过快；⑤部分降压药物可能被透析清除，因此可以将降压药物改为透析前服用，或透析前根据情况增加降压药物剂量，或选择不容易被透析清除的药物；⑥定期评估干体重，干体重达标是控制血压的基础。

血压偏低的原因主要是心输出量下降与外周血管阻力下降。心输出量下降与血容量减少以及心功能减退密切相关，外周血管阻力下降的原因包括过敏反应、迷走神经反射等。患者可以通过以下措施防治相关风险：①监测干体重，防止超滤过多或过快；②补充适量蛋白，防止低蛋白血症造成胶体渗透压过低；③定期检测生化指标，及时防治出血风险；④定期进行心功能评价，及时处理心脏本身疾病；⑤保持良好心态，减少对透析治疗的不安和紧张，避免迷走神经反射引起的低血压；⑥避免服用容易过敏的药物和食物；⑦其他还有使用血液灌流，血液透析滤过，清除中大分子毒素，防止淀粉样物质沉积导致血压下降等。

125 如何解决血液透析患者恶心、呕吐、食欲缺乏的问题

透析患者恶心、呕吐、食欲缺乏可能由透析不充分、贫血、电解质紊乱、糖尿病、透析合并消化系统疾病、精神系统疾病等引起，需要进行相应治疗。

（1）**透析不充分**：初始透析患者由于透析剂量或透析时间不够，导致尿毒症毒素清除不够，患者出现胃口不好表现，应进行透析充分性评估，明确后立即调整透析方案，达到充分透析，从而改善患者食欲。

（2）**贫血**：患者需要在医生指导下进行铁剂、EPO或者罗沙司他治疗。

（3）**电解质紊乱**：低钾可以造成胃肠蠕动减弱，导致恶心、呕吐，可以通过口服氯化钾或透析时使用不同电解质浓度的透析液进行纠正。

（4）**糖尿病**：对于糖尿病引起的恶心、呕吐，须治疗原发病，避免发生胃轻瘫等严重胃肠道并发症。

（5）**透析合并消化系统疾病**：合并胃炎或消化性溃疡，条件许可对患者进行胃镜检查以明确诊断，可给予胃肠黏膜保护剂和质子泵抑制剂。

（6）**精神系统疾病**：约50%慢性肾脏病患者会合并抑郁或焦虑状态，及时进行抑郁、焦虑评分，明确后请精神科会诊，进行抗焦虑、抗抑郁治疗，改善患者食欲。

（7）**其他**：透析中低血压导致的恶心呕吐，往往与超滤过多或过敏相关。

126 血液透析患者胸闷、气促是什么原因，该如何处理

血液透析患者出现胸闷、气促常见的原因有：超滤过多、患有基础心血管疾病、尿毒症并发症等。

（1）**超滤过多**：透析过程中超滤过多、过快可导致患者血压下降，引起身体不适，表现为胸闷，有时还会出现头晕、出汗、呕吐等现象。患者应定期进行干体重评估，平时注意控制液体入量，避免透析时超滤过多。

（2）**患有基础心血管疾病**：如冠心病、心律失常、高血压等，会造成心脏血液供应不足，心脏泵血功能减退，出现胸闷、气短等不适症状。在这种情况下进行血液透析，胸闷症状可能会加重，透析时应给予吸氧，注意调整血流速度和透析液流量，平时应针对具体病因进行相应治疗。

（3）**尿毒症并发症**：透析效果不好的患者并发症没有得到控制，比如严重贫血没有得到纠正，存在尿毒症性心包炎、胸膜炎，合并感染、高血压、心衰、心律失常等，可出现胸闷等现象。应加强透析并针对并发症进行治疗。

总之，血液透析患者出现胸闷、气促症状，应积极寻找原因，详细评估各项检查指标，治疗并发症，调整透析方案，合理选择透析液和透析剂量，注意电解质、血压和心电图监测。

127 血液透析时容易出现低血压，如何应对才好

低血压是血液透析过程中常见的急性并发症，一般指收缩压降至90mmHg以下，平均动脉压较透析前下降30mmHg以上。应留意患者打哈欠、肌肉痉挛、明显出汗、意识模糊等低血压表现，一旦怀疑有低血压，应迅速采取措施。血液透析低血压的处理方法如下。

（1）**紧急措施**：①确认患者是否有意识及其他生命体征。②暂停超滤，鼻导管吸氧。③可采用头低脚高位，增加回心血量，保证心肌血液供应。④从透析管路输入生理盐水100ml或者更多，如果仍然有症状，可以给予高糖溶液50～100ml。

（2）**预防低血压发生**：①评估干体重，重新设定超滤率，避免脱水过多，必要时增加透析次数。②若补充血容量后低血压改善不明显，需要尽快查找引起低血压的其他原因，如过敏反应、外周血流阻力下降、心脏问题、营养不良、透析相关感染等。③给予升压药物治疗并停止透析，考虑输入血浆或者人血清白蛋白。④顽固性低血压如淀粉样变、严重衰竭患者，各种治疗难以奏效，以致血液透析无法进行，可考虑更改透析方式为腹膜透析。

128 为何有些血液透析患者透析后头痛

一些透析患者在透析后出现头痛，可能是由于失衡综合征，其主要表现有头痛、恶心、呕吐、血压升高、肌肉痉挛、嗜睡、行为异常等，严重的甚至出现昏迷、癫痫发作等。失衡综合征的不适症状在透析结束后不久会逐渐好转并缓解，头部 CT 或磁共振等特殊检查不会发现病变。为了防止失衡综合征发生，建议患者平时注意限制钠盐和水分摄入，两次透析间期体重增长控制在干体重的 5% 以内，防止透析过程中体液急剧变动。平时应合理控制蛋白质摄入，以免血中毒素增长过多、过快。诱导透析阶段透析时长不宜过长，不宜使用大面积或者高通量透析器。

透析后头痛也可出现在透析中及血液透析后血压升高的患者。这主要是由于血液透析体外循环激活交感神经系统，反射性引起机体血压升高，导致颅内压增高和血管痉挛从而出现头痛。对于此类情况，当患者在血液透析中及血液透析后出现血压升高伴明显头痛时，应及时予以降压治疗。透析后一过性血压升高可以临时予以短效降压药进行控制。对于透析前血压较高，透析中血压进一步升高并出现头痛的患者，建议透析前口服适量降压药，以控制透析中与透析后血压继续升高。

如果患者在透析后出现持续性较剧烈的头痛，特别是伴有单侧肢体活动障碍，吐词不清等症状时，须考虑并发颅内出血可能。一旦发生该情况应尽快至医院就诊，紧急完成头部 CT 等筛查，一旦确诊须尽快手术或药物救治。

129 血液透析患者如何合理使用抗凝药物

透析抗凝是血液透析技术的重要组成部分。适当抗凝不仅能减少透析器凝血，还能保证透析充分性。理想的抗凝目标是在使用最小剂量抗凝剂情况下，保证血液透析正常进行，并且不影响透析膜的生物相容性，不影响全身凝血系统，避免并发出血。因此，选择合适的抗凝药物，确定合理的药物剂量十分重要。

最常用的抗凝方式为普通肝素抗凝，通常首剂 0.3 ~ 0.5mg/kg，追加维持剂量 5 ~ 10mg/h，透析结束前 30 ~ 60 分钟停止追加，根据患者情况个体化调整剂量。当肝素剂量过大时，患者出血发生率增加，长期使用肝素还可能出现肝素诱导的血小板减少症、血脂异常、瘙痒、高血钾、骨质疏松等并发症。除了肝素抗凝，目前较常用的还有低分子量肝素抗凝，一般选择 60 ~ 80IU/kg，在治疗前静脉注射，无须追加剂量。低分子量肝素的半衰期较普通肝素长 2 ~ 4 倍。低分子量肝素在减少透析相关出血方面并不明显优于普通肝素，但肝素诱导的血小板减少症发生概率较低，且低分子量肝素在透析时仅一次给药，较为便利，长期使用对血脂代谢和骨代谢的影响较小。

对于有活动性出血、出血危险性大的患者，为了保证透析安全，可以采用无抗凝剂透析，但出现透析凝血的概率增加。无抗凝剂的透析治疗较常规治疗，透析时间缩短，透析充分性下降。若长期行无抗凝剂的透析治疗，透析患者可能出现透析不充分，继而出现血压控制不佳，贫血加重，钙磷代谢紊乱等并发症管理欠佳。因此无抗凝剂的透析模式须在医生评估下慎重选择。

目前，对于出血风险较大的透析患者，可以选择局部体外抗凝策略，在保证透析治疗顺利进行下，尽可能减少患者出血风险，例如局部枸橼酸盐、阿加曲班、萘莫司他抗凝等。这些新型抗凝方式可以有效降低血液透析体外循环凝血概率，不影响患者体内凝血功能，是高风险、重症患者的优选抗凝方式。

130　什么是透析充分性，为什么透析充分性非常重要

血液透析的充分性是指透析相关并发症的发病率和患者死亡率降低至最低水平所给予的透析量，称为最理想透析或透析充分性。

透析充分性对透析患者十分重要，与患者的生存质量及生存率直接相关。透析作为一种替代治疗，仅能部分替代肾脏的排泄功能，并不能满足机体代谢的全部需求。在透析间期，没有肾功能的透析患者体内代谢产物及毒素潴留，若透析不充分，体内代谢废物进一步累积，从而对患者的生活及生存带来影响。

有研究资料显示，患者总体死亡率随尿素清除指数的下降而上升。透析充分性与患者的生活质量、住院率、生存率、死亡率直接相关。因此肾脏科或血液透析室的医师应尽量帮助患者提高透析充分性，尽力改善透析患者预后情况。

131 有哪些化验指标可以反映透析是否充分

透析充分、效果良好的患者，临床表现为无尿毒症症状，无营养不良，血压控制良好，体力恢复，无不适感觉，有生活和工作能力。

为了评估透析充分性，透析患者应当定期监测以下指标。

（1）**血尿素氮**：血尿素氮可以反映透析对小分子毒素的清除情况，一次有效的血液透析要求尿素氮的下降达到相应的程度，临床上可以计算单室尿素清除指数（spKt/V）、尿素下降率（URR）等指标评价单次透析的效果。

（2）**血清白蛋白**：充分透析可以有效改善患者炎症及营养代谢状态，血清白蛋白≥40g/L提示透析患者营养状态良好，透析治疗质量高。

（3）**透析前血钾浓度**：充分透析应当保证透析前血钾在4.0～5.3mmol/L，从而尽可能降低透析间期高钾导致心律失常风险。

（4）**透析前 HCO_3^- 浓度**：透析前 HCO_3^- ≥22mmol/L提示透析良好，透析间期无严重酸中毒。

（5）**血红蛋白含量与血细胞比容**：透析充分的情况下，应当保证血红蛋白水平维持在110～130g/L，血细胞比容＞33%，良好的血红蛋白水平能保证机体供氧充足，有利于保护心脏及中枢神经系统。

（6）**血清钙和磷水平**：充分透析可以有效清除透析患者体内蓄积的磷，从而改善钙磷代谢状态，降低肾性骨病风险或改善病情。充分透析下，透析患者血钙水平达到2.1～2.5mmol/L，血磷达到正常范围或接近正常。

（7）**β_2-微球蛋白**：该分子是一种中分子代谢物，其水平反映透析对中分子毒素的清除情况。透析充分可以有效降低 β_2-微球蛋白水平，提示透析对中分子毒素清除良好。

（8）**甲状旁腺激素**：慢性肾脏病患者常继发甲状旁腺功能亢进，导致甲状旁腺激素水平升高。充分透析可以有效清除甲状旁腺激素，降低血磷，调节钙磷代谢与肾性骨病状态。一般要求透析或联合药物治疗下，甲状旁腺激素水平维持在正常高值的2～9倍，KDOQI指南推荐PTH的理想控制范围为150～300pg/ml。

（9）**碱性磷酸酶**：该指标反映骨质代谢活跃度，与破骨作用关系密切，出现骨质疏松及溶骨活跃时，该指标可以升高。透析充分可以有效改善骨质代谢状态，降低溶骨作用，改善骨质疏松，因此监测碱性磷酸酶可以反映透析质量，一般要求碱性磷酸酶水平控制在 80～120U/L。

 132　如何配合医师做到充分透析

为了做到充分透析，需要透析患者做好以下方面。

（1）控制饮水摄入，保持透析间期体重增加不超过 0.5～1.0kg/d。间隔一天透析，体重增加控制在干体重的 3% 以内；间隔两天透析，体重增加控制在干体重的 5% 以内。

（2）监测血压，控制血压在正常范围内，避免血压过高或过低。

（3）低钾低磷饮食。常见的高钾食物有香蕉、橘子、车厘子等，高磷食物多见于调味剂较丰富的加工食物等。透析患者需要限制摄入该类食物，避免出现透析间期高钾高磷。

（4）按时透析，按医生要求完成规定的透析治疗次数，不随意降低透析频率，保证有效清除代谢废物。一般建议每周透析至少 2 次。

（5）健康饮食，透析患者需要保证适量营养素摄入，推荐蛋白质摄入量为 1.0～1.2g/（kg·d），少摄入油脂与盐。

（6）按时服药。对于有多种并发症及合并症的透析患者，要求遵医嘱按时服用药物，有效配合透析治疗，从而达到改善生存率与生活质量的目的。

 133　如何避免血液透析患者感冒

与健康人相比，血液透析患者自身免疫力相对较差，较容易出现感染。

如何避免血液透析患者感冒呢？首先应该做到规律透析，达到透析充分。透析可以有效清除体内代谢废物与毒素，使机体保持良好状态，从而不易发生感冒。透析间期应当控制水分摄入和体重增长，减轻电解质紊乱带来的风险。其次，日常生活中需保持充足的睡眠及规律的饮食起居，做好室内通风。饮食宜健康清淡，多吃新鲜蔬菜和水果，避免过度劳累与熬夜。同时生活中应注重防寒保暖，提倡适当进行户外运动。适当运动可以减少骨钙流失，防止肌肉萎缩，增强力量和灵活性。适度有氧运动可以改善心肺功能，提高机体免疫力，能促进睡眠，缓解紧张情绪，减轻焦虑，防止抑郁，放松心情。

　　长期透析患者应避免去人员密集的公共场所，或长时间待在密闭环境中，否则会增加病毒和结核感染的风险。日常出门可以戴好口罩，有效防止交叉感染，避免接触呼吸道感染人群。同时，全球最权威的改善全球肾脏病预后组织（Kidney Disease：Improving Global Outcomes，KDIGO）建议，在无禁忌的情况下，所有肾病患者可每年接种流感疫苗。接种流感或肺炎等疫苗，可以有效降低透析患者严重并发症及合并症的发生概率，保障透析患者生命安全。

第四章

腹膜透析

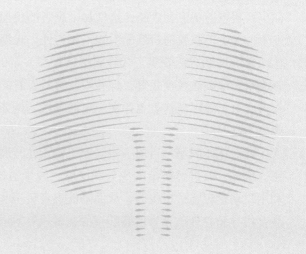

第一节 腹膜透析基本问题

腹膜透析（peritoneal dialysis，PD）为终末期肾病患者肾脏替代治疗的主要方法之一。腹膜透析利用腹膜做透析膜进行血液净化，具有方便、经济、有效、透析质量高等优点，但也存在一些问题。①通常需要每天进行，并且24小时不间断，患者需要耗费大量精力和时间进行治疗。在这个过程中，患者需要忍受不适，很容易感到沮丧和绝望。如果没有得到足够的心理支持和帮助，可能会发生心理健康问题。同时，进行腹膜透析需要患者本人或陪护人定期更换腹膜透析液和管路，这增加了患者的负担，也可能导致感染等并发症的发生。②由于腹膜透析液的生物不相容性，长期使用可能导致腹膜炎症和纤维化，影响长期透析效果。③腹膜透析存在一定的限制，如不能进行剧烈运动、不能吃辛辣刺激性食物等，这些限制会对患者的生活造成一定影响。④腹膜透析方式对患者本身状态也存在一定选择性，例如患者体重过大可能会导致透析效果不佳等。

针对这些问题，目前一些医疗机构正在开展相关研究，寻求更好的解决方法。例如，改进透析液的成分和浓度，减少透析时间，采用更加安全的管路，利用自动化腹膜透析机等，从而降低患者负担和风险。同时，科学合理的营养膳食指导和心理疏导等也能够帮助患者更好地适应腹膜透析治疗。

134 什么是腹膜透析

腹膜透析是利用人体的腹膜作为透析膜，以腹腔为交换空间，规律、定时向腹腔注入腹膜透析液，通过弥散和对流作用，清除体内过多水分、代谢产物和毒素，替代部分肾脏功能的治疗技术（图4-1-1）。由于操作简单，对操作地点限制较少，血流动力学影响较小，中小分子毒素清除效果好，在全世界已成为主要的肾脏替代治疗方法之一。

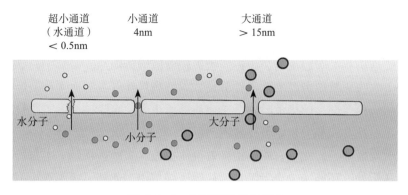

图 4-1-1 腹膜透析基本原理

 135 腹膜透析和血液透析有什么区别

腹膜透析与血液透析相似，均为终末期肾病的重要肾脏替代疗法。尽管腹膜透析与血液透析基本原理相似，但在临床应用方面还是存在一定区别。

（1）血液透析大多需要在透析中心进行，而腹膜透析可由患者自行在家中进行，因而患者行动更加自由方便，能够进行如学习、娱乐活动、家务劳动以及一些轻体力劳动和工作，并且对一些行动不便以及交通不便患者更合适。但腹膜透析对患者家里环境卫生有比较高的要求，一般需要配备消毒装置。同时要求患者有较强的自理能力或者有陪护人帮助，以便成功透析，避免腹膜透析相关感染性并发症发生。

（2）血液透析一般每周透析 2～3 次，每次透析 4 小时，血液透析治疗期间，患者活动受到一定程度限制；腹膜透析一般需要每天进行，腹膜透析液留腹时间每次 3～6 小时，每天 3～5 次，每次操作时间约半小时，但在此期间患者可以自由活动，如工作、学习、娱乐活动、旅游等。

（3）血液透析属于非持续的高效透析方式，腹膜透析是持续的低效透析方式，因此腹膜透析比较温和，可以持续不断地进行溶质交换，血液渗透压变化平稳，心血管状态稳定，更适用于合并心血管疾病，特别是血流动力学不稳定的患者。

（4）腹膜透析可以持续性超滤，患者血容量变化平稳，血流动力学稳定，可以避免肾脏灌注不足和缺血，相较于普通血液透析，腹膜透析更有助于保护患者残余肾功能。

（5）普通血液透析这种治疗模式对小分子毒素清除效果优于腹膜透析，而腹膜透析对中分子毒素清除效果优于普通血液透析。但是，腹膜透析，特别是并发腹膜透析相关腹膜炎时，蛋白质丢失较血液透析明显。

（6）腹膜透析患者乙型病毒性肝炎、丙型病毒性肝炎等血源传染性疾病及新型冠状病毒等交叉感染危险性低于血液透析患者。腹膜透析不需要长期使用肝素，出血性并发症发生率低于血液透析。

（7）与血液透析比较，腹膜透析效价比更佳。腹膜透析除了本身的费用低于血液透析外，还能减少患者陪护、往返医院费用。此外，腹膜透析不需要血管通路，避免血液透析时反复穿刺血管带来的痛苦，而且腹膜透析的饮食限制比血液透析少。

136 腹膜透析基本装置有哪些

腹膜透析的基本装置主要包括：腹膜透析液、腹膜透析袋、腹膜透析外接短管、腹膜透析导管、钛接头、碘伏帽等。进行腹膜透析时，医生须将腹膜透析导管置入腹腔，并确保导管末端处于膀胱子宫陷凹（女性）或子宫直肠陷凹（男性）的恰当位置，见图4-1-2。

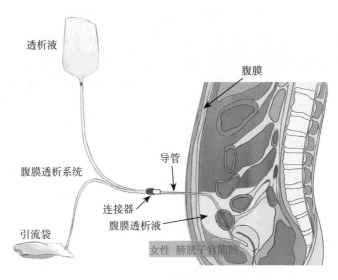

图4-1-2　腹膜透析示意

（1）腹膜透析液是腹膜透析治疗过程中必不可少的核心，需要无菌、无毒、无致热原，而且需要有较高生物相容性。腹膜透析液由水、渗透剂、缓冲剂、电解质组成，有时还须根据病情加入不同成分。渗透剂主要作用是超滤，根据分子大小分为高分子渗透剂和低分子渗透剂。目前临床应用的低分子渗透剂绝大部分是葡萄糖，高分子渗透剂主要为艾考糊精。缓冲剂用于纠正机体代谢性酸中毒并维持体内酸碱平衡，常用的有醋酸盐、乳酸盐、碳酸氢盐。临床常用乳酸盐和碳酸氢盐作为缓冲剂的腹膜透析液中以乳酸盐透析液最为常用，但碳酸氢盐或碳酸氢盐和乳酸盐混合的腹膜透析液也逐渐开始应用于临床。电解质成分与健康人血浆成分相近，但腹膜透析液一般不含钾离子。腹膜透析液的成分及含量详见表 4-1-1。

表 4-1-1　腹膜透析液的成分及含量（包括渗透剂）

成分	含量
电解质	
钠	$132 \sim 133$mmol/L
氯	$95 \sim 101$mmol/L
钙	$1.25 \sim 1.75$mmol/L
镁	0.25mmol/L
缓冲剂	
乳酸盐	$36.5 \sim 40$mmol/L
碳酸氢盐	$0 \sim 34$mmol/L
渗透剂	
葡萄糖	1.50，2.50 或 4.25g/dl
氨基酸	1.1g/dl
艾考糊精	7.5g/dl
pH	$5.2 \sim 7.4$
渗透压	$282 \sim 485$mOsm/L

（2）腹膜透析袋是容纳腹膜透析液的袋子。在使用过程中，通过导管将腹膜透析袋与患者腹膜透析外接短管相连，使腹膜透析液进入腹腔。它需要有良好的生物相容性和环保特性。

（3）腹膜透析外接短管是连接腹膜透析袋和腹膜透析导管的管道，每

3～6个月需要进行更换。在导管连接过程中，需要注意与管道之间连接是否紧密，以避免外接短管脱落和感染等不良事件发生。

（4）腹膜透析导管是腹膜透析患者的"生命线"，在患者选择进行腹膜透析初期就由医生置入腹腔，在使用过程中需要避免外露部分损伤及牵拉，以免发生腹膜炎、隧道感染和导管出口处感染。

（5）钛接头是腹膜透析导管和外接短管的连接装置，由钛合金制成，因此不影响患者做磁共振等检查。

（6）碘伏帽为含有碘伏的帽型装置，用来屏蔽外接短管外口，防止微生物以及其他污染物进入导管和腹腔，为一次性使用物品，每次更换腹膜透析液时均须更换新的碘伏帽。

137 低钙腹膜透析液和标准腹膜透析液对脱水是否有影响

低钙腹膜透析液是指钙离子浓度为 1.25mmol/L 左右的腹膜透析液，标准腹膜透析液钙离子浓度为 1.75mmol/L 左右。低钙腹膜透析液主要用于限制磷摄入时，体内磷浓度仍然偏高同时存在高血钙的情况，以便患者有更大的空间使用含钙磷结合剂，同时可以降低血管钙化的风险。腹膜透析超滤脱水利用腹膜的半通透性，使腹膜毛细血管两侧溶质分子跨膜转运，在此过程中两侧存在的渗透压梯度导致水的转运，由于腹膜透析液含有渗透剂，腹腔内透析液渗透压高于血液渗透压，水由血液转运进入腹腔，进而达到透析超滤脱水目的。由此可知，影响透析液渗透压的因素均可影响腹膜透析超滤。尽管透析液离子浓度对渗透压也有一定影响，但钙离子浓度对脱水的影响不大，因而低钙腹膜透析液和标准腹膜透析液对脱水没有明显影响。

138 腹膜透析患者水盐平衡该如何进行管理

水盐平衡是所有肾功能不全患者均需要注意的问题，对透析患者尤其重要。那么，腹膜透析患者该如何进行管理呢？

首先，需要了解自己身体的水盐状态。当患者存在水盐超量时，就容易导致机体出现水钠潴留，容量负荷过重的情况。轻者表现为血压升高、颜面部及双下肢水肿；重者可表现为大量胸腔及腹腔积液，心血管疾病加重，甚至威胁生命。而当患者存在水盐不足时，则会表现为皮肤缺水、皱褶、尿量减少、血压下降甚至休克等。

其次，需要理解什么是水盐平衡。要达到平衡状态，就需要摄入量与排出量基本一致。水的平衡即入量 = 出量（尿量 + 每日腹膜透析超滤量 + 500ml），人体每日水摄入量除了所喝的水外，还包括所有进食食物中含有的水分。腹膜透析患者每日钠摄入量应控制在 3g 左右，相当于 5 ~ 6g 食盐。

最后，该如何做到水盐平衡。要做到水盐平衡，最重要的一点就是要管理好患者的水盐摄入。腹膜透析患者每日水摄入应该量出为入，在计算一天的入量时，一定要把所有的食物计算在内，有条件者可使用量具准确计量。控制盐的摄入主要在于饮食习惯的改变，建议患者适当清淡饮食，对每日盐的摄入采取总量控制，用量勺精确称量，必要时还可以通过改变食物的烹饪方式来减少盐的摄入。当然，如果机体出现缺水、缺盐表现时，也需要及时补充。

139 为何血钙不低，却频繁抽搐

透析患者出现抽搐的常见原因有低钙血症、低钠血症、低血压、肉碱缺乏及中枢神经系统疾病等。虽然低钙性抽搐比较常见，但当腹膜透析患者出现频繁抽搐，而血钙不低时，一定要注意积极寻找其他病因。如低血压往往与患者超滤过多，血压下降过快，机体血液重新分布，导致下肢肌肉缺血缺氧，肌肉痉挛，引起抽搐。腹膜透析患者中低钠血症的出现往往与食欲下降，营养不良等有关。严重低钠血症可导致脑细胞水肿而出现抽搐症状，且伴有中枢神经系统表现。骨骼肌中含有大量左旋肉碱，能参与脂肪代谢以及能量合成。透析可清除左旋肉碱，所以部分患者伴有或轻或重的肉碱缺乏。肉碱缺乏比较严重时可导致肌肉抽搐。中枢神经系统疾病导致的抽搐病因相对比较复杂，有些是中枢神经系统器质性疾病所致，也有些是透析不充分（体内内环境紊乱）、某些代谢性疾病及药物等导致的代谢性脑病所致。总之，可引起透析患者抽搐的原因较多且复杂，须仔细加以鉴别。

140 为什么腹膜透析需要天天做

各种慢性肾脏病患者的肾功能损害到一定程度，不能有效排出体内代谢废物和多余水分，就会出现一系列尿毒症症状和体征，此时就需要进行肾脏替代治疗。腹膜透析常用的治疗模式有间歇性腹膜透析（intermittent PD，IPD）、持续性非卧床腹膜透析（continuous ambulatory PD，CAPD）以及自动化腹膜透析（automated PD，APD）三种。虽然这三种治疗模式的方法有所不同，但都需要患者每日进行治疗，而血液透析常规治疗频率为每周 2～3 次。由于每次进入腹腔进行交换的腹膜透析液仅仅 1 000～3 000ml，其透析剂量和透析效率要低于单次血液透析。因此，要求患者每天进行腹膜透析，这样才能有效清除体内的代谢废物和多余的水分，维持内环境稳定，避免体内代谢废物和水分过多以及电解质酸碱失衡引起的一系列并发症，如高血压、心力衰竭、营养不良、感染等。同时，每日低剂量腹膜透析治疗对机体血流动力学影响较小，能有效保护残余肾功能，且能每天排毒排水，接近正常排尿的生理过程，体内尿毒症毒素水平波动较小，患者透析中的不适感较少，更容易耐受。表 4-1-2 展示了常用腹膜透析方案。

表 4-1-2　腹膜透析方案

透析模式	日间换液次数 / 次	夜间换液次数 / 次	换液量 /L
CAPD	2～3	1～2	1.0～3.0
CCPD	1	3～5	1.0～3.0
NIPD	0	3～5	2.0～3.0
（入量较多时）NIPD	1～2	3～5	2.0～3.0
TPD	0	4～20	1.0～2.0
IPD	5～10	5～10	1.0～2.0

注：CAPD，持续性非卧床腹膜透析；CCPD，机器自动操作的持续循环性腹膜透析；NIPD，夜间间歇性腹膜透析；TPD，潮式腹膜透析；IPD，间歇性腹膜透析。

141　腹膜透析置管术如何进行

　　成功将腹膜透析导管置入腹腔合适位置并能保持良好功能，且无相关并发症发生，是实施腹膜透析治疗的前提和基础。成功的腹膜透析置管术需要严谨的步骤和复杂的技术，以确保导管长期稳定以及治疗效果可靠。置管位置通常在耻骨联合上 9～13cm，正中旁线左 2cm 左右，医生将腹膜透析导管由此置入腹腔内（图 4-1-3）。目前，常用的腹膜透析置管术分为手术置管法和经皮穿刺置管法两大类。手术置管是在手术室或手术室环境下进行的，需要手术或腹腔镜打开腹腔，将腹膜透析导管置入腹腔，导管末端位于腹腔最低位置，其优点是创伤小、成功率高、置管稳定性好，适用于长期腹膜透析患者；经皮穿刺置管是在超声或 X 线引导下，通过皮肤、腹壁穿刺将腹膜透析导管置入腹腔，优点是无手术切口、创伤小，相对手术置管，经皮穿刺置管成功率稍低，稳定性稍差。临床上目前最常使用小切口手术腹膜透析置管。

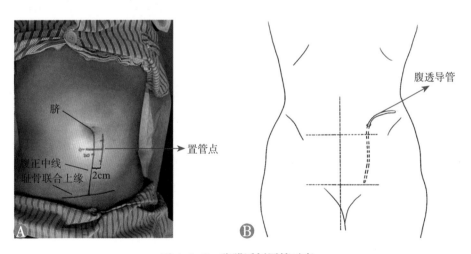

图 4-1-3　腹膜透析置管示意

注：A. 腹膜透析置管点示意；B. 腹膜透析导管位置示意。

142 哪些尿毒症患者比较适合做腹膜透析

腹膜透析是一种有效的肾脏替代治疗方法，绝大部分尿毒症患者可以选择腹膜透析治疗。尿毒症患者是否适合腹膜透析应根据患者具体情况确定。在考虑患者是否适合腹膜透析时，除了考虑医学因素外，还须综合考虑患者的家庭背景、生活方式、认知能力和行动能力等非医学因素。通常符合以下条件的患者适合腹膜透析：①腹膜透析对血流动力学影响较小，因此适合有心脑血管疾病史的患者，如心绞痛、心肌梗死和脑卒中患者。②腹膜透析不需要血管穿刺，适合血管条件不佳或反复动静脉造瘘失败的患者，如血容量小且血管细小的婴幼儿。③腹膜透析相较于血液透析对学习和日常活动影响较小，适合偏好居家治疗，或需要白天工作、上学以及交通不便的患者。④腹膜透析不需要使用抗凝剂，适合凝血功能障碍伴明显出血或出血倾向患者。⑤腹膜透析对残余肾功能的保护优于血液透析，残余肾功能较好的患者优先考虑腹膜透析。⑥存在以下情况的患者不宜接受腹膜透析：腹腔感染或置管部位皮肤感染；腹腔肿瘤或者腹腔广泛粘连；不可修复的疝、脐突出；胸腹瘘；不可控制的精神疾病；严重慢性阻塞性肺气肿患者；体重过大；营养极度不良。

143 患者居家如何自己换好腹膜透析液

腹膜透析是一种居家自行操作的透析治疗方式，患者需要在专业医务人员指导下学习操作方法并考核合格，确保安全、无细菌污染、避免腹膜炎发生，达到肾脏替代治疗的目的，患者治疗效果良好时能和健康人一样拥有良好的生活质量，居家腹膜透析治疗过程见图4-1-4。

（1）腹膜透析换液操作的具体流程如下。

1）第一步：准备。

ⅰ．环境准备：推荐使用无菌操作仓。清水擦拭无菌操作仓内、外，打开紫外线灯管消毒30分钟（每日2次，操作前消毒，消毒时罩上遮光布罩，避免紫外线灼伤眼睛及皮肤）。如果使用单独的治疗室，推荐使用稀释后的84消

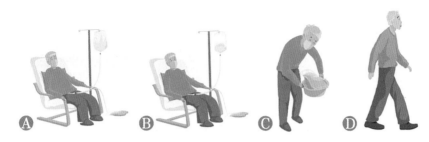

图 4-1-4　居家腹膜透析治疗示意

注：A. 引流旧液；B. 灌入新鲜透析液；C. 丢弃透析管路；D. 透析液留腹。

毒液拖地、擦桌椅，并开窗通风 30 分钟后关闭门窗、风扇、空调，开启适当功率的紫外线灯消毒半小时，患者方可进入房间进行换液。

ⅱ. 自身准备：剪指甲、洗手、戴口罩、将长头发固定好（第一次手卫生在流水下使用含抗菌成分的洗手液，七步洗手法，洗净后用干净毛巾/纸巾擦干或烘干）。

ⅲ. 用品准备：患者取出短管查看有无破损、漏液，钛接头是否拧紧。腹膜透析液（浓度、温度、有效期、包装无破损、液体无变色、无沉淀物等），碘伏帽（包装有无破损漏气、有效期），紫外线灯，蓝夹子，称重台秤，手消毒液，塑料盆，输液架，手表或时钟，血压计等备用（图 4-1-5）。

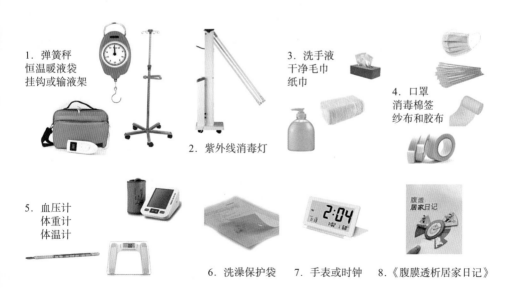

1. 弹簧秤
恒温暖液袋
挂钩或输液架

2. 紫外线消毒灯

3. 洗手液
干净毛巾
纸巾

4. 口罩
消毒棉签
纱布和胶布

5. 血压计
体重计
体温计

6. 洗澡保护袋　　7. 手表或时钟　8.《腹膜透析居家日记》

图 4-1-5　居家腹膜透析用品准备

2）第二步：连接。

进行第2次手卫生：用快速手消毒液用七步洗手法洗手。在无菌仓内采用"备、拧、拉、接"四步连接法（图4-1-6）连接短管和腹膜透析液双联管路。当患者在无菌操作间内则用"夹、抓、拧、拉、接"五步连接法（图4-1-7）连接。

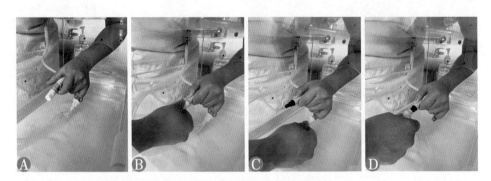

图4-1-6 无菌操作仓内四步连接法

注：A. 1备；B. 2拧；C. 3拉；D. 4接。

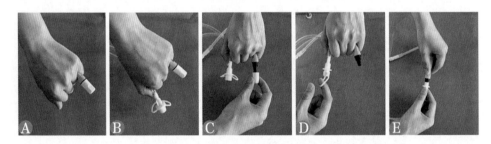

图4-1-7 无菌操作间内用五步连接法

注：A. 1夹；B. 2抓；C. 3拧；D. 4拉；E. 5接。

3）第三步：引流。

①将腹膜透析液袋悬挂在输液架上，引流袋置于低位（地上）脸盆中。②打开短管开关将腹腔内液体引流到废液袋里，注意观察透出液颜色、流速、是否浑浊。如果引流时疼痛可将短管开关处适当旋小。③约20分钟引流完毕后关闭短管开关，用蓝夹子夹闭废液端管路。

4）第四步：冲洗。

确认短管开关处于关闭状态。将透析液袋易折阀杆折断，打开废液端管路上的蓝夹子大约5秒，气体排尽后夹闭蓝夹子。

5）第五步：灌注。

①打开短管开关开始灌注。②大约10分钟灌注结束后关闭短管开关，再用蓝夹子夹闭入液管路。

6）第六步：分离。

进行第3次手卫生：快速手消毒液洗手。①检查碘伏帽有效期，撕开碘伏帽外包装备用。②手消毒后，将短管与双联管路分离。③将短管口朝下，旋拧碘伏帽盖至完全密合。④称重废液并记录，把引流出来的废液倒入废液桶，丢弃废液袋。

（2）腹膜透析换液的注意事项如下。

进行腹膜透析换液首先需要注意无菌操作。操作环境、操作者双手应当进行严格消毒，操作流程应当熟练，不污染短管和双联管路的无菌部位。

其次，还应当注意腹膜透析液要用恒温箱加热到37℃左右再灌入腹腔，不可以用水煮，或者微波炉等方法加热腹膜透析液，以免腹膜透析液在加热过程中破损、变质、污染等。温度要适宜，过冷的腹膜透析液可能引起肠胃不适、腹泻等，过烫的腹膜透析液容易烫伤腹膜等，灌入时一旦有不适，应减慢速度或者直接暂停灌入腹膜透析液。

最后，腹膜透析换液后应当准确称量透出液质量，并计算超滤量，通过公式推断每天理论饮水量，确保体内多余水分得到充分清除。

全部换液过程一般在半小时内完成，引流和／或灌入速度过慢，要排除导管功能障碍，如漂管、堵塞、压迫、大网膜包裹等。为了避免发生上述情况，患者居家治疗时，应当保持大小便通畅，以免压迫或牵引腹腔内导管。当发生导管功能障碍时，应及时反馈给专职医务人员进行处理，以免耽误治疗，引起水肿、心衰、透析不充分等其他相关并发症。

（3）透出液性状发生变化的原因及处理方式如下。

通常透出液性状发生的变化可能有以下几种。

1）透出液浑浊同时伴有腹痛、发热等：可能发生腹膜透析相关性腹膜炎，应当立即与腹膜透析中心的医务人员联系。

2）红色的血性透出液：女性患者在月经期、排卵期可能出现血性透出液，用力搬抬重物后、运动量过大、外伤、撞击腹部等也可能引起腹腔内小血管破裂，出现血性透出液。其他引起腹腔积血的疾病如妇科肿瘤、消化系统肿瘤等，也可能出现红色的血性透出液。根据透出液呈现的色度可以初步判断出血量（图4-1-8）。

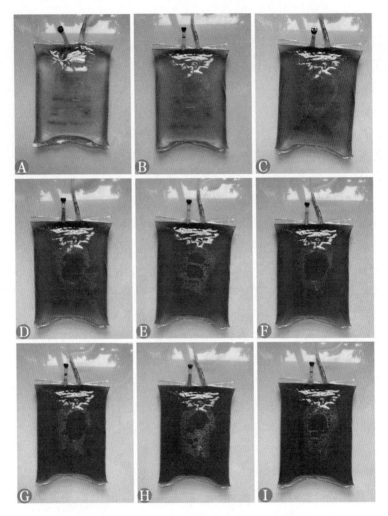

图 4-1-8　出血量及其在腹膜透析液中呈现的色度示意

注：A. 加入 0.5ml 血液的腹膜透析液（腹透液）；B. 加入 1ml 血液的腹透液；C. 加入 2ml 血液的腹透液；D. 加入 3ml 血液的腹透液；E. 加入 4ml 血液的腹透液；F. 加入 5ml 血液的腹透液；G. 加入 10ml 血液的腹透液；H. 加入 15ml 血液的腹透液；I. 加入 20ml 血液的腹透液。

建议处理的方法：①先观察，避免使用抗凝药物；②冷腹膜透析液冲洗腹腔，颜色变淡后可继续腹膜透析；③如果出血量较大，且颜色越来越深，同时伴有腹痛，应立即前往医院就诊。

3）白色透出液：可能是乳糜腹膜透析液，通常与进食有关，大量摄入蛋白、油脂后可能出现，一般无须处理，清淡饮食后能恢复正常。

4）橙色透出液：常见于服用利福平或者静脉输注右旋糖酐铁的患者，一般无须处理。

5）其他颜色的透出液，在进行荧光染色、对比剂相关检查后，引流液会含有黄绿色显影剂成分，一般无须特殊处理，待显影物质全部清除后会恢复正常。

144　什么是自动化腹膜透析

自动化腹膜透析是指腹膜透析操作过程由一台全自动腹膜透析机完成的治疗方式，适合对生活质量要求较高、容易水肿、透析量较大或者只能小剂量留腹的患者，对各年龄层患者以及透析不充分的问题均有较好的治疗效果。通常，患者只需要在睡前连接机器与腹部的短管、起床后分离管路即可，夜间由机器提供全自动治疗，不影响日间正常生活。

自动化腹膜透析具有疗效更好、操作更简便的优势，具体表现为：①自动化腹膜透析机操作简单、便捷，患者学习压力较小；②可以由医生远程控制进行处方调整，并发症发生概率降低；③仅夜间透析，日间可以正常生活和工作，显著提高生活质量；④更方便设置个体化治疗模式，患者水分和代谢废物清除更充分；⑤操作频率降低，腹膜透析相关性腹膜炎发生率相对较低；⑥可以进行高剂量透析，而常规的手工操作方式难以开展。其不足在于自动化腹膜透析机器价格昂贵，且每天需要消耗一套无菌管路（部分地区无菌管路作为医疗耗材未纳入医保报销）。

145　自动化腹膜透析基本原理与方法是什么

自动化腹膜透析的过程是由机器控制将加温好的腹膜透析液灌入腹腔，留腹一定时间后再引流出来，并自动记录和上传透析结果数据。APD 机的外部结构一般由主机、控制单元、加温单元、电源、端口等组成，电力供应模块和流量控制模块装配在机器内部；具有互联网功能的 APD 机还配备调制解调器、网卡等上网和数据传输设备，以及配合建立数据收集、分析、审阅、辅助决策的支持系统。

（1）APD 机器的工作原理：根据机器动力来源，APD 机可分为压力控制型、重力控制型和混合控制型，目前临床常见压力控制型。

1）压力控制型 APD 机：依靠压力改变实现液体灌入和引出，压力来源通常是各种机械泵，目前应用最多的是气动隔膜泵。其基本原理是基于理想气体状态方程 $pV =（M/\mu）RT$，在一定温度、压力条件下，气体摩尔数与体积呈线性关系；在设备上由一个卡匣系统控制液体吸入和排放，由此可以精确进行容积控制。

2）重力控制型 APD 机：利用重力作用下液体由高向低流动的特性，实现腹膜透析液从高点流向 APD 机，经加热后注入患者腹腔，留腹一定时间后再引出到废液收集装置内。

3）混合控制型 APD 机：综合以上两种工作原理，在重力作用基础上增加蠕动泵进行驱动，动力协助不必持续工作，通常仅在某个阶段发挥作用。

4）远程患者管理 APD 机：新一代 APD 机已经在一定程度上实现了远程患者管理功能。通常由云端服务器、APD 机、医护终端组成，为便于医患互动，获取和集成更完整信息，远程患者管理系统也可以增加患者端应用软件和其他可自动上传健康信息的外围设备，比如血压计、体重秤等。

（2）APD 机的使用流程：①安装一次性使用的 APD 机管路；②设备自检；③连接所有腹膜透析液袋，预冲透析管路（即排气）；④连接患者外接短管；⑤灌入、留腹、引出 3 个过程按预先设置的参数循环进行，直至全部治疗周期结束。APD 机可根据测量值，计算出每个周期和整个治疗过程的灌入量、引出量和超滤量等参数。

146 自动化腹膜透析适合哪些尿毒症患者

自动化腹膜透析（APD）适应证与常规腹膜透析适应证相同，包括：①急性和慢性肾衰竭；②某些药物和毒物中毒；③难治性充血性心力衰竭；④急、慢性肝衰竭或重症胰腺炎。

不适合自动化腹膜透析的患者包括：①慢性持续性或反复发作性腹腔感染或腹腔内肿瘤广泛腹膜转移；②严重皮肤病、腹壁广泛感染或腹部大面积烧伤患者；③难以纠正的机械性问题，如外科难以修补的膈疝、腹裂、膀胱外翻等；④严重腹膜缺损或严重硬化性腹膜炎；⑤存在影响操作和治疗的心理障碍、精神障碍等，且无合适助手。

以下情况则建议暂缓或酌情开展自动化腹膜透析：①腹腔内置入新生异物（如腹腔内血管假体术，右室－腹腔短路术后4个月内）；②腹腔有局限性感染性病灶或腹部大手术术后3天内；③炎症性或缺血性肠病或反复发作的憩室炎，建议去除感染因素后再行APD；④严重肠梗阻可能导致导管压迫或腹膜炎，从而影响APD治疗；⑤严重全身性血管病变，如多发性血管炎、硬皮病等；⑥晚期妊娠、腹腔内巨大肿瘤及巨大多囊肾等不适合增加腹腔内压力的疾病；⑦存在胸腹漏或导管移位等导管功能障碍，可能导致APD无法进行；⑧APD治疗过程中营养丢失较严重，建议重度营养不良患者不做首选治疗方式；⑨医护人员评估不适合进行自动化腹膜透析治疗的其他情况。

147　透析患者居家如何进行自动化腹膜透析

患者居家开展自动化腹膜透析包括准备、连接、分离三个步骤。操作前由医生远程设定好处方，或者写好处方后由患者自行在机器上设定。操作中应当特别注意连接和分离时须无菌操作，操作中如遇机器报警先查看问题并对症处理，或者远程求助腹膜透析中心或机器售后服务部门。自动化腹膜透析操作流程、故障处理等相关问题通常须由腹膜透析中心医务人员对患者进行系统培训和考核。

（1）**具体操作流程如下。**

1）第一步：准备。

ⅰ．环境准备（以无菌操作仓为例，确保操作环境安全）：清水擦拭无菌操作仓内、外，打开紫外线灯管消毒30分钟。

ⅱ．自身准备：剪指甲、洗手、戴口罩、将长头发固定好；查看短管确保完好无破损，钛接头处连接紧密。

ⅲ．用物准备：腹膜透析机、腹膜透析液（浓度、有效期、包装无破损、液体无变色、无沉淀物等）、碘伏帽（包装无破损漏气、有效期）、蓝夹子（5L腹膜透析液则不需要）、手消毒液、废液桶等。

ⅳ．机器准备（以某品牌腹膜透析机为例，不同品牌机器操作流程略有差异）：接通电源，读取处方，装置管路，连接腹膜透析液袋，排气。APD机器准备流程见图4-1-9。

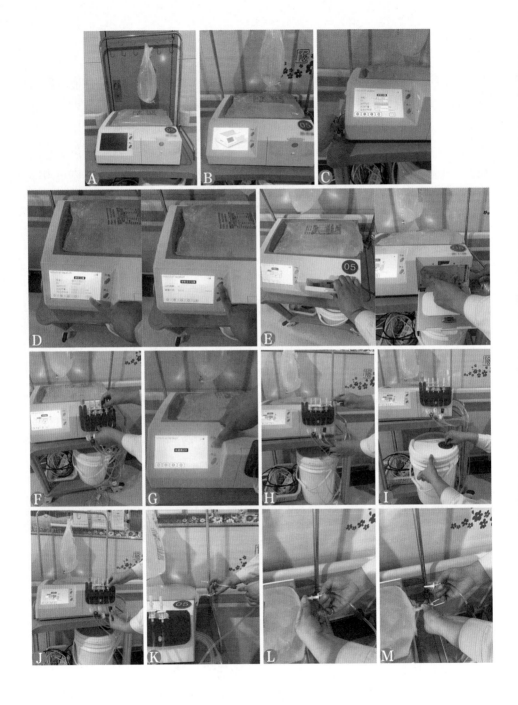

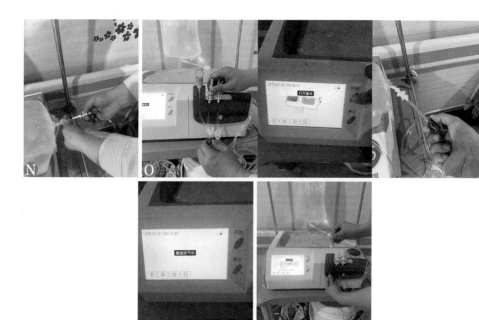

图 4-1-9　APD 机器准备流程

注：A. 腹膜透析机平稳放置，准备腹膜透析液和废液桶；B. 开机，等待约 1 分钟直至显示"请刷卡"；C. 刷卡，读取医生远程管理的处方信息，若处方同前，点击左下角第一个键，选择"原处方进入"；D. 点击"下一页"核对处方信息，按"开始"，进入"装置管组"；E. 按压舱门开关打开舱门，将卡匣平整放入，压紧四角，关闭舱门，夹闭所有管夹；F. 将管组架挂在舱门板上，扣紧；G. 按"开始"键进入"机器测试中"；H. 取下最右侧的废液端管路；I. 拔除盖帽后插入废液桶；J. 屏幕显示"连接腹膜透析液"后取红色夹的管路连接加温袋，若处方设置末袋注入液浓度不同，取蓝色夹的管路连接补充袋；K. 准备连接；L. 拧开连接口；M. 拉开补充袋；N. 连接补充袋；O. 不连接的管路均夹闭，管路夹上第一个管路连接患者端不能夹闭，按"开始键"打开管夹，查看腹膜透析液袋上管夹是否均已打开；P. 按开始键进入"管路排气中"，此过程约5 分钟；Q. 自动跳入"连接患者"，取下患者端管路，放入无菌仓。

2）第二步：连接。

ⅰ. 手消毒：用快速手消毒液行七步洗手法洗手。

ⅱ. 连接：无菌仓内通过"备、拧、拉、接"四步连接法将腹膜透析机患者端管路与自身腹部短管连接，具体连接过程见图 4-1-10。

3）第三步：分离。

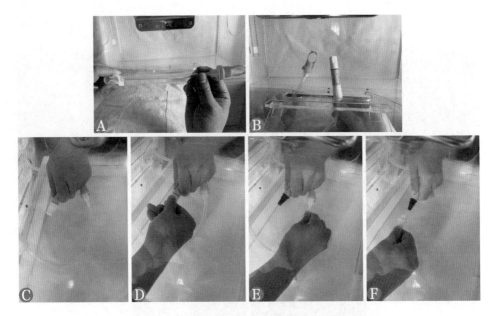

图4-1-10 无菌仓内连接短管与腹膜透析机管路

注：A.关闭管路夹，与短管一起从舱门放入无菌仓内；B.双手从两侧操作孔进入；C.准备连接腹膜透析机管路与短管；D.拧下短管碘伏帽；E.拉开腹膜透析机管路接口；F.连接腹膜透析机患者端管路与自身腹部短管，将连接好的管路从仓门拿出来，打开短管开关和管路夹，按开始键进入治疗。

ⅰ．机器显示"治疗结果"表示治疗已完成，一直按开始键进入"丢弃管组"方可打开机器舱门取出管路板，继续按开始键显示"关闭电源"。

ⅱ．将碘伏帽外包装撕开一半后放入无菌仓内，关闭管路夹和短管开关，将管路连接处从仓门放入无菌仓。

ⅲ．手消毒：用快速手消毒液行七步洗手法洗手。

ⅳ．分离腹膜透析机管路与短管，盖上碘伏帽，物品全部出仓。无菌仓内分离短管与腹膜透析管路具体步骤见图4-1-11。

（2）自动化腹膜透析居家治疗的注意事项如下。

ⅰ．操作前请认真核对处方，熟读机器产品说明书。

ⅱ．必须按照机器显示的流程进行操作，例如不可提前连接腹膜透析液袋，以免浪费腹膜透析液，导致治疗周期中液体不足机器报警。

ⅲ．无菌仓内管路连接前必须夹闭管路夹，以免拉开拉环时腹膜透析液流出。

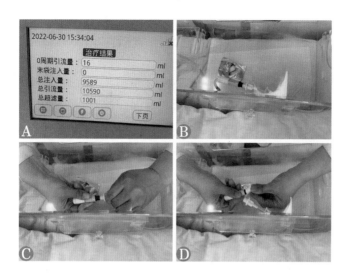

图 4-1-11　无菌仓内分离短管与腹膜透析机管路

注：A. 治疗完成，一直按开始键进入"丢弃管组"打开舱门取出管路板，关闭电源；B. 关闭管路夹和短管开关，放入无菌仓内，打开的碘伏帽放入无菌仓内；C. 拧下机器管路；D. 取碘伏帽检查内部是否有络合碘棉球后套住短管末端。

ⅳ. 连接时切勿污染管路与短管，若污染，须立即更换。

ⅴ. 机器工作中，可以下床活动、暂时切断电源 2 小时（蓄电电力不足报警时须结束治疗），避免压迫或反折管路，若报警"引流量不足"须先确保管路通畅、改变体位，按停止键选择"继续引流"，若依旧引流报警则选择"跳过"，并联系腹膜透析中心或机器 24 小时售后服务热线。

ⅵ. 2L 透析液需将废液空袋撕开后用蓝夹子夹闭废液端管路，机器显示"打开管夹"时须将出口塞完全折断并分开，再打开管路夹。

ⅶ. 需要提前结束治疗，可按停止键选择"结束治疗"并确定，治疗结果自动上传至网络服务器。

ⅷ. 治疗过程中须修改处方，选择屏幕设置键，选择管理员登录，登录后选择"修改参数"，应与医生沟通后进行此项操作。

ⅸ. 机器出现报警先按"停止键"消音，联系腹膜透析中心或机器售后服务热线处理报警。

148 自动化腹膜透析常见的机械故障与处理办法有哪些

自动化腹膜透析常见的机械故障包括机器倾斜、电力不足、管路不通畅、透析液温度不当、治疗参数不正确、引流量不足以及各种系统错误等，不同机器显示的内容不一样，患者居家治疗时应熟读机器产品说明书。以下列举常见的机械故障和处理办法。

（1）**机器倾斜**：机器倾斜可能导致计量不准确，无法正常工作，应确保机器位于平坦表面，未发生倾斜。如安放在治疗小车上，确保小车四个车轮高度一致；如安放在床头柜上，确保机器下方未垫任何物品。报警后先按"停止"键（有的机型是红色键），确认平整后再按开始键（绿色键）继续治疗。

（2）**电力不足**：机器工作中长久断电后电力丧失，或者长期未使用导致蓄电池损坏，机器不能正常工作。当出现电力丧失报警时，立即接通电源，关闭报警，机器如果能正常工作则无须处理，若不能正常工作，可能需要返厂维修。

（3）**管路不通畅**：发生这类故障报警，通常是报警所提示的管路如患者端管路、加热袋管路、补充袋管路、废液端管路夹闭或者受压、反折等导致液体流速不够。患者应根据提示解除管路故障，按停止键后再继续治疗。

（4）**透析液温度不当**：机器一般均有透析液温度保护系统，可防止过热透析液进入患者体内，对温度的灵敏度可精确到 ±2℃。当机器测得加热袋透析液温度为40℃（标准注入量模式）或 39℃（低注入量模式）以上，会暂停灌入腹膜透析液，并报警提示透析液温度不适宜，需消除警报后关闭电源，待系统冷却 10 到 20 分钟后再重启电源，重新测得加热袋透析液温度适宜后继续治疗；当温度过低时，机器会自动暂停治疗，待温度适宜再继续。为了避免透析液温度过高，治疗过程中应当注意避免阳光直射腹膜透析机，可以打开窗户、风扇或空调，但是连接和分离管路前应避免开窗、开风扇等，以免破坏无菌操作环境。

（5）**治疗参数不正确**：当设定的参数不正确时，机器会报警提示修改，应向医生确认治疗处方并返回修改。

（6）**引流量不足**：引流量未达到处方设定会导致此类报警。如果选择跳过引流，进入下一阶段注入过程，可能导致腹腔内液体过多，进而可导致腹部不适，严重损害甚至死亡。因此务必确定腹腔内是否还有腹膜透析液方可选择跳过或者继续引流。有时，导管末端位置欠佳可能导致引流量不足的问题，建议引流时适当变换体位。

（7）**系统错误**：在关闭所有管夹前，不要打开安装管路的舱门，以免透析液从一个透析液袋流向另一个透析液袋或流向患者。当系统检测到一次性管组内有空气时，也会报警提示系统错误。此时，需要关机重新进行上机前装置管组等工作，确保程序准确、运行正常。

149 腹膜透析管路一般可以用多长时间

广义的腹膜透析导管包含腹外可更换的外接短管以及置入腹腔的透析导管。

外接短管是腹膜透析袋的连接管路，每天需要与透析管路进行多次连接，须防止连接口污染、破损，一般 3~6 个月更换一次。常用的置入腹腔的透析导管一般为硅胶管，伸展性强，可自由弯曲，性状稳定，能够长期留置于腹腔，有良好的组织相容性和无毒性，可以在退出腹膜透析时再移除。

使用腹膜透析导管应注意以下事项：①避免牵扯腹膜透析导管。牵扯会导致隧道口感染、愈合不良，过度牵扯甚至有可能导致导管腹内段移位，最终导致需要重新置管或者复位。②避免锐器损伤，如针、剪刀等导致导管破裂。③避免一些消毒剂对导管的损伤，如长期使用碘伏有可能腐蚀导管，最终导致导管破裂。④避免长时间过度弯曲。虽然腹膜透析导管可自由弯曲，但长时间过度弯曲可能导致导管破损。

第二节 腹膜透析与腹膜炎

腹膜透析相关性腹膜炎（以下简称腹膜炎）是腹膜透析患者最常见的并发症，也是腹膜透析患者入院和死亡的主要原因。诊断标准为具有以下 3 项中的 2 项：①患者出现腹痛、发热、恶心、呕吐症状，和 / 或腹膜透析液浑浊（图 4-2-1）；②透析液常规检查白细胞计数＞ 100/µl（留置时间 ≥ 2h），且多核细胞＞ 50%；③透析液病原学培养阳性。反复发生腹膜炎导致腹膜不可逆损害甚至腹膜失能，最终患者退出腹膜透析。2022 年国际腹膜透析协会将腹膜透析相关性腹膜炎分为四类，①腹膜透析前腹膜炎：腹膜透析导管置入后至连续PD 治疗起始前发生的腹膜炎。②腹膜透析置管相关性腹膜炎：腹膜透析导管置入后 30 天内发生的腹膜炎。③导管相关性腹膜炎：与导管感染（出口或隧道）同一时间段（3 个月内）发生的腹膜炎，且出口和隧道分泌物与透出液病原学培养结果为同一病原菌，或上述部位使用抗生素后培养结果为阴性。④肠源性腹膜炎：起源于肠道疾病的腹膜炎，包括炎症、穿孔或腹腔内脏器缺血。随着医疗技术不断提升，腹膜炎发生率稳步下降。早期诊断和抗感染治疗是保证腹膜炎治愈的基石。对患者进行 PD 操作的培训，置管前以及行口腔治疗、肠道侵袭性检查前（如肠镜、宫腔镜检查）或出现技术中断（例如触摸污染等）短期预防性使用抗生素，加强隧道出口管理等措施均可降低腹膜炎的发生概率。本章节将从患者的角度出发，重点回答如何在平时操作中减少腹膜炎的发生。

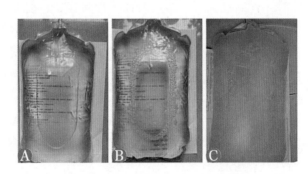

图 4-2-1　腹膜炎患者的透析液变化

注：A. 未使用的腹膜透析液；B. 正常透明清亮的透出液；C. 腹膜炎时浑浊的透出液。

 腹膜透析患者为什么容易发生腹膜炎

腹膜透析患者容易发生腹膜炎，主要有以下几个原因。

（1）腹膜透析使用的透析液中含有葡萄糖，这为细菌生长提供了营养条件。

（2）腹膜透析需要反复、持续向腹腔注入和排出透析液，这为细菌进入腹腔提供了潜在途径。如果透析过程中不注意卫生，不遵循正确的操作流程，或者出口护理不当，就有可能引入细菌导致感染。

（3）尿毒症患者免疫力较低，细菌更容易侵入腹膜并引起感染。腹膜透析患者可能伴随其他疾病，如糖尿病、高血压等，这些疾病会进一步影响免疫力，增加感染风险。

（4）便秘或腹泻都可能使细菌从肠道进入到腹腔。

因此，腹膜透析患者需要注意保持透析操作卫生和操作流程的正确性，提高无菌意识，同时注意维护身体免疫力，避免发生感染。

151 如何预防腹膜透析患者发生腹膜炎

（1）在透析交换过程中保持适当的卫生习惯，包括七步洗手法、戴口罩等。

（2）保持腹膜透析工作室环境整洁，可定期紫外线消毒。

（3）保持导管出口部位清洁和干燥，并定期更换敷料。

（4）正确维护和消毒透析设备和用品，建议定期紫外线消毒以防止污染。

（5）医护向患者详细介绍腹膜炎的症状，并告知患者如果出现任何这些症状应立即到医院就诊。

（6）患者应遵循医护指导进行导管护理和维护，并按预定时间复查。

（7）患者还可通过均衡饮食、定期锻炼、治疗并发症与合并症，保持良好健康状况。

152 检查腹膜透析液时发现外包装袋里有水汽、水珠，腹膜透析液还能用吗

若恒温箱里拿出的透析液外包装袋有小水珠，只要这些水珠在透析液袋边角聚集时不超过一个拇指盖大小，都属于正常。如果水珠聚集后超过一个拇指盖大小或撕开外包装检查内袋时出现漏液，需更换新的透析液。

153 腹膜透析透出液是血性该如何进行处理，是否需要紧急就医

新置管患者或女性患者月经、排卵期间可出现 3 ~ 5 天血性腹膜透析液，一般表现为腹膜透析液呈淡红色，没有腹痛等其他不适，可继续观察，无须就医。若血性腹膜透析液伴腹痛、腹膜透析液浑浊，则须用冷的腹膜透析液（不加热或加热至 35℃）进行腹腔冲洗至透析液清亮后及时就医，发生的原因可能是腹膜炎或腹腔脏器破裂等。

154 腹膜透析透出液放出后有很多气泡有没有影响

腹膜透析液放出后有气泡排出的主要原因为连接腹膜透析管路并开始腹膜透析前，未排尽管路中气体，气体随着腹膜透析液进入腹腔，在放出腹膜透析液时呈气泡排出。通常气体量较小，对患者影响小，应注意下次操作时须排空管道内气体。如操作时进入气体量过多，可出现明显腹胀，建议立即放出腹膜透析液，气泡排尽后进行下一次腹膜透析换液。如果透出液中气泡持续存在并伴有腹痛或腹膜透析液浑浊，应警惕肠穿孔的发生，须立即就医。

155 除了用恒温暖液袋 / 箱之外，还有什么方法可以加热腹膜透析液

除了用恒温暖液袋 / 箱之外，还可以使用电热毯包裹加热。若停电也可以用两个热水袋将腹膜透析液夹在中间，包裹毛巾来加热。因微波炉加热可能导致局部温度升高，造成腹膜透析液变质，因此不建议使用。不可用湿热法加热，因为可能导致细菌滋生。

156 使用紫外线消毒有哪些注意事项

使用紫外线消毒须注意以下五点。

（1）应在无人情况下使用紫外线灯进行室内空气消毒。

（2）采购合格紫外线灯，严格按照产品使用说明书进行安装和使用。做好使用时间记录，灯管达到使用寿命后，及时更换。

（3）使用紫外线消毒灯前，为避免影响杀菌效果，应检查紫外线灯管表面是否干净，发现灯管表面有灰尘、油污时，用酒精纱布擦拭干净。

（4）紫外线只对直接照射的物体（被照射面）有杀菌消毒效果，可将需要消毒的物品放置在紫外线消毒灯周围 1.5～2.0m 处，消毒时长建议 30～40 分钟，消毒结束后建议通风 30～60 分钟。

（5）某些类型的紫外线灯在使用过程中会产生臭氧，消毒完成后应及时通风。

157 如何防治腹膜透析导管相关感染

腹膜透析导管相关感染主要为导管出口感染和隧道感染，出口部位感染表现为存在脓性分泌物，伴或不伴导管表面处皮肤红肿热痛。隧道感染表现为存在临床炎症或超声证实有沿导管隧道的皮下感染，导管出口处感染合并肉芽增生、隧道脓肿见图 4-2-2。常见感染原因为导管出口方向不正确、导管经常受到牵拉、导管周围渗漏或血肿、皮下隧道太短、涤纶套外露、导管污染或未注意局部卫生以及一些全身性因素，如营养不良、糖尿病、长期使用糖皮质激素等。

参考 2023 年国际腹膜透析协会腹膜透析导管相关感染防治指南建议，结合我们的经验，建议注意以下七点，以预防腹膜透析导管相关感染。

（1）**优化置管**：置管前预防性使用抗生素有利于预防导管相关感染。在腹膜透析导管置入前在患者鼻腔中进行细菌检测，若患者鼻腔内携带金黄色葡萄球菌，建议鼻腔局部应用莫匹罗星进行治疗，可帮助减少腹膜透析导管相关

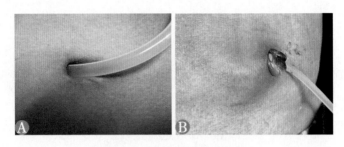

图 4-2-2　导管出口处感染

注：A. 正常出口处；B. 出口处感染合并肉芽增生、隧道脓肿。

感染。目前尚无证据显示任何一种导管放置技术在预防导管相关感染方面存在优势。

（2）**导管固定妥当，适当保护**：导管妥善固定于腹壁，避免导管过度牵拉，以免导管周围软组织损伤出血。可以使用腹膜透析腰带、腹膜透析安全固定背心、自制松紧腰带等。此外，沐浴时还需要对导管和外口部位进行适当保护，如使用造口袋等对导管及外口部位进行密封，淋浴后换药。

（3）**外口隧道评估和观察**：建议对导管外口每天进行"一看二按三挤压"。"一看"是指每天操作时要仔细观察外口周围皮肤是否发红，管周有无肿胀、渗液、结痂等（导管内面是最易忽视部位，需轻轻提管观察）。"二按"是指每天用手指沿皮下隧道方向按压，观察有无压痛。"三挤压"是指每天沿皮下隧道向外口进行挤压观察有无分泌物，以评估导管隧道是否存在感染。

（4）**导管外口换药**：置管后外口敷料需覆盖完全，建议 7 天内不更换敷料，以免影响外口愈合。导管外口愈合后局部使用抗生素乳膏或软膏，建议至少每周换药两次，每次淋浴后须换药。

（5）**手卫生和无菌操作**：加强腹膜透析操作患者教育，建议在清洁环境下进行操作，操作时需佩戴口罩（有效隔离口鼻腔细菌），注意手卫生，操作前使用七步洗手法洗手，从而减少操作中的污染机会，降低导管感染概率。

（6）**保持良好健康状态**：保持良好的身心健康状态也至关重要，控制好基础疾病（如糖尿病患者需控制好血糖），合理营养（建议多摄入优质动物蛋白，合理搭配饮食），适当锻炼。

（7）**定期复查**：每 3～6 个月到医院复查，发现异常及时到医院就诊，早发现早治疗对导管相关感染防治至关重要。

158　腹膜透析透出的液体呈红色是什么原因

腹膜透析透出液正常情况下呈淡黄色或深黄色，性状透明。透出液呈红色表明腹膜透析液内有红细胞，即血性腹膜透析液。即使是少量血液亦可将引流出的透析液变为红色，因此首先应分析其可能的原因，并判断严重程度，酌情处理。血性腹膜透析液在临床上较为常见，常见的原因见表4-2-1。女性腹膜透析患者在每个月经周期开始前一两天，绝经前妇女也可能卵巢（排卵）出血，此外在剧烈活动或搬运重物后，都可能出现透出液呈红色的情况，这些为正常生理现象，应密切观察，注意休息，避免剧烈运动，必要时用1~2袋腹膜透析液冲洗。

排除生理性因素外，则需考虑病理性因素。临床上常发生腹膜透析导管置入术后一过性血性透出液，胸腹部手术后首次换药、结肠镜检查后也常常会出现血性透出液。女性患者可能由卵巢囊肿破裂，黄体囊肿，卵泡囊肿引起出血。血小板功能障碍也是出血的原因之一，除此之外，血液也可能源于腹膜、腹膜内器官。腹腔内感染导致腹膜炎，会有血性渗出；腹膜透析管被过度牵拉，造成腹膜损伤，亦会有血液流出或渗出；腹膜钙化、放射性腹膜损伤等均能导致血性腹膜透出液。腹腔内器官如肾、肝、脾，以及胃肠道病变，也可出现血性腹膜透出液。最常见的疾病如肾囊肿或多囊肾、多囊肝囊肿破裂、脾脏破裂、急性胰腺炎、急性胆囊炎、消化道肿瘤等。

一般来说出现血性透出液多为良性原因，可予以腹膜透析液冲洗，直至透出液颜色变淡，但是如果出血严重，或伴随反复发作的腹痛或者发热等症状，须立即就医。

表4-2-1　腹膜透出液呈红色的常见原因

类别	原因
生理性	
	月经期
	卵巢排卵
	剧烈活动或搬运重物后

续表

类别	原因	
病理性		
	女性生殖系统	卵巢囊肿破裂 卵巢肿瘤 子宫内膜异位症 异位妊娠等
	泌尿系统	肾囊肿破裂 肾癌等
	消化系统	结肠镜检查后 胰腺炎 消化道肿瘤 实体癌肝转移等
	血液系统	严重血小板减少症等
	腹膜	硬化性腹膜炎 腹膜钙化 放射性腹膜损伤等
	创伤	导管置入或检查后 导管引起肠系膜血管损伤 导管引起脾损伤
	其他	腹主动脉瘤破裂 腹膜外血肿外渗 抗凝治疗等

第三节 腹膜透析患者饮食与营养

159 腹膜透析患者如何管理好自己的饮食

腹膜透析为尿毒症患者重要的治疗手段，在腹膜透析治疗过程中，患者饮食管理是治疗重要环节。腹膜透析患者严格遵守饮食管理，以确保治疗效果。那么，腹膜透析患者如何管理自己的饮食呢？

《中国慢性肾脏病营养治疗临床实践指南（2021版）》建议如下。

（1）蛋白质：有残余肾功能的腹膜透析患者建议低蛋白饮食，其蛋白质摄入量0.8～1.0g/（kg·d）以保护残余肾功能；无残余肾功能的腹膜透析患者可正常蛋白饮食，蛋白质摄入量1.0～1.2g/（kg·d）；摄入的蛋白质50%以上为优质蛋白，包括牛奶、鸡蛋、鱼等。建议全面评估营养状况后，个体化补充复方α-酮酸制剂0.12g/（kg·d）。

（2）能量：维持性腹膜透析患者热量摄入推荐为35kcal·kg/（IBW·d）。60岁以上患者、活动量较小、营养状况良好者（血清白蛋白＞40g/L，主观综合性营养评估评分A级）可减少至30～35kcal·kg/（IBW·d）。计算能量摄入时，应减去腹膜透析时透析液中所含葡萄糖被人体吸收的热量。

（3）液体和无机盐：维持性腹膜透析患者容量情况稳定的情况下，每日液体摄入量＝500ml＋前1天尿量＋前1天腹膜透析净脱水量。腹膜透析患者，尤其是无残余肾功能的患者，应避免摄入过多液体和钠盐。

（4）外源性营养素：若单纯饮食指导不能达到日常膳食推荐摄入量，建议在临床营养师或医师指导下给予口服营养补充剂，有助于改善血液透析患者血清白蛋白、前白蛋白水平。若经口补充受限或仍无法提供足够能量，建议给予管饲喂食或肠外营养。

160　腹膜透析患者日常应该怎么吃

腹膜透析患者在日常生活中需要注意合理饮食，以保证身体健康和治疗效果。

（1）控制蛋白质摄入量：蛋白质是人体细胞组成和代谢的必需营养素，但对于腹膜透析患者来说，摄入过多蛋白质会增加肾脏负担，导致血尿素氮等代谢产物蓄积。因此，患者需要根据残余肾功能，合理控制蛋白质摄入量，避免摄入过多肉类、鱼类等高蛋白食物，建议选择鸡蛋、牛奶等优质蛋白食物。

（2）控制钠盐摄入量：钠是食盐的重要组成元素，而摄入过多钠盐会导致血压升高、水分潴留等问题。因此，腹膜透析患者需要尽量控制钠盐摄入量，建议少吃盐或使用低钠盐代替，避免食用加工食品、方便食品等高钠食品。

（3）**控制糖分摄入量**：糖分是人体的能量来源，但腹膜透析患者需要控制糖分摄入量，避免血糖升高和糖尿病等问题。建议选择低糖水果、蔬菜、粗粮等食物，避免食用糖果、巧克力、糕点等高糖食品。

（4）**控制脂肪摄入量**：脂肪是人体的能量来源和必需营养素，但腹膜透析患者需要控制脂肪摄入量，避免血脂升高和心血管疾病等问题。建议选择低脂肪、高纤维的食物，如瘦肉、鱼类、豆类、蔬菜等，避免食用高脂肪、高胆固醇食物。

（5）**多吃蔬菜水果**：腹膜透析患者需要多吃富含维生素和矿物质的蔬菜水果，以满足身体营养需求。建议选择色彩鲜艳的蔬菜和水果，如胡萝卜、西红柿、菠菜、苹果、葡萄等，它们富含抗氧化物质和纤维素，有助于预防疾病和促进消化。

（6）**控制饮水量和饮水时间**：腹膜透析患者需要控制饮水量和饮水时间，避免过度饮水导致体内液体过多。建议在医生指导下，每天控制饮水量，尽量避免饮用高钠、高糖、高脂肪的饮料，如碳酸饮料、果汁、含咖啡因的饮料等。

（7）**小口慢咽，细嚼慢咽**：腹膜透析患者需要小口慢咽、细嚼慢咽，以减轻消化系统负担，避免消化不良和胃肠不适。建议在进食时细嚼慢咽，避免一口吞下过多食物，同时保持心情愉悦、放松，避免情绪波动影响消化。

161 腹膜透析患者饮食营养要注意哪些方面

饮食营养是腹膜透析患者的重要管理内容之一，因为饮食不当会导致腹膜炎、腹泻、高血磷、高血钾、低血糖等并发症。以下是腹膜透析患者饮食营养要注意的方面。

（1）**蛋白质**：对于腹膜透析患者来说，蛋白质是非常重要的营养素。但是蛋白质过多会增加腹膜透析液的渗透压，从而引起渗透性腹膜炎和腹膜炎等并发症。因此，腹膜透析患者应该根据残余肾功能，适当控制蛋白质摄入量，但仍需保证摄入充足的蛋白质，必要时可适量补充复方 α- 酮酸。

（2）**钠**：腹膜透析患者应该限制钠摄入量，因为钠过量会导致体内水分潴留，增加心脏负担，加重腹膜透析患者的病情。建议腹膜透析患者每日钠摄入量不超过 2g。

（3）**液体**：腹膜透析患者需要限制液体摄入量，因为摄入过多液体会导致体内水分潴留，增加心脏负担，引起水肿等不良反应。建议腹膜透析患者每日液体摄入量不超过 1 000ml，包括饮料和食物中含有的水分。

（4）**磷**：腹膜透析患者应该限制磷摄入量，因为磷摄入过多会导致钙磷代谢紊乱，引起甲状旁腺功能亢进等并发症。建议腹膜透析患者每日磷摄入量不超过 800mg。

（5）**钾**：腹膜透析患者需要限制钾摄入量，因为钾摄入过多会导致高钾血症，引起心搏骤停等严重并发症。建议腹膜透析患者每日钾摄入量不超过 2 000mg。

（6）**其他营养素**：腹膜透析患者除了上述几种营养素外，还需要注意摄入足够的维生素 B、C、D、E 以及铁、钙、镁等矿物质，以维持身体正常代谢和功能。

总之，腹膜透析患者的饮食营养需要注意控制蛋白质、钠、液体、磷、钾等营养素的摄入量，同时摄入足够的维生素和矿物质，以维持身体的正常代谢和功能。在制订饮食计划时，建议患者咨询专业营养师或医生，以确保饮食营养科学合理。

162　腹膜透析患者如何坚持优质低蛋白饮食

优质蛋白主要指动物蛋白，鸡蛋、牛奶、家禽、鱼等食物中含有丰富的必需氨基酸，容易被人体吸收，利用率高，是优质蛋白的主要来源。为了补充腹膜透析时丢失的蛋白质（5 ~ 15g/d），腹膜透析患者推荐蛋白摄入量为 1.0 ~ 1.2g/（kg·d）（需根据理想体重计算每日推荐蛋白摄入量，理想体重 = 身高 −105cm），其中优质蛋白 ≥ 50%。

关于如何坚持优质低蛋白饮食，以下小技巧可供大家参考：①制订食谱，根据自身口味制订个性化优质低蛋白饮食，也可参考市面上专为透析患者制订的此类食谱；②定期进行全面营养状况评估，根据结果个体化补充复方 α-

酮酸制剂 0.12g/（kg·d），以保证蛋白能量摄入充足；③交流分享，与其他腹膜透析病友交流优质低蛋白饮食方面的经验与心得，相互鼓励，收获知识和友情。

163 贫血怎么判断，该如何进行自我管理，饮食需要注意什么

腹膜透析患者肾性贫血较为常见，患者可出现头昏、乏力、精神欠佳、运动耐力下降等症状，严重影响腹膜透析患者生活质量及长期预后。因此，需要早期识别判断是否有贫血及贫血程度，而且需要积极干预并做好有效自我管理。

腹膜透析患者轻度贫血，一般无特异症状，容易被忽视。腹膜透析患者判断是否贫血主要通过测定血红蛋白水平和红细胞计数。一般来说，血红蛋白水平低于 110g/L 或红细胞计数低于 3.5×10^{12}/L 时，就可以判断为贫血。为有效预防和治疗贫血，患者需要有效自我管理，主要措施包括：①药物治疗。腹膜透析患者可以通过使用铁剂、红细胞生成素或罗沙司他等药物治疗贫血。患者需要在医生指导下，正确服用，以达到治疗效果。②保持适当运动。适当的有氧运动可以促进血液循环和氧气供应，从而帮助改善贫血症状。但是患者需要根据自身身体情况选择适当的运动强度和方式，避免过度疲劳。③保持充足休息。贫血患者需要注意保持充足休息，避免过度疲劳和精神紧张，以减轻贫血带来的不适。④定期复查。患者需要定期到医院进行血常规检查和其他相关检查，以及时发现和治疗贫血。

164 高磷怎么判断，该如何进行自我管理，饮食需要注意什么

腹膜透析患者常常面临血磷浓度高的问题，这会导致骨矿物质代谢紊乱，引起皮肤瘙痒、血管钙化等并发症。因此，腹膜透析患者需要掌握如何判断高磷、自我管理和饮食注意事项。

（1）如何判断高磷

1）检测血磷水平：腹膜透析患者一般每月检测一次血磷水平。正常人的血磷水平为 0.8 ~ 1.5mmol/L，现指南推荐尿毒症患者血磷水平应控制在正常范围内。

2）观察症状：高磷会引起皮肤瘙痒、血管钙化等症状，腹膜透析患者需要留意是否出现这些症状。

3）检测钙磷乘积：钙磷乘积是反映体内磷钙代谢情况的指标，如果钙磷乘积超过 55，就说明体内磷钙代谢出现问题。

（2）如何进行自我管理

1）按时服用药物：腹膜透析患者需要随餐服用磷酸盐结合剂，如碳酸镧，司维拉姆，以防止从食物中吸收过多的磷。

2）控制饮食摄入：腹膜透析患者每日磷摄入量应控制在 800mg 以内，需要限制摄入高磷食物，如奶酪、炸鸡、可乐等。建议选择低磷/蛋白质比值食物，严格限制摄入含磷添加剂。

3）保护残余肾功能，充分透析，保持 Kt/V > 1.8，并定期医院复诊。

（3）饮食注意事项

1）控制蛋白质摄入量及种类：腹膜透析患者需要控制蛋白质摄入量，因为蛋白质过多会增加肾脏负担，增加体内磷的负担。尽量选择摄入优质蛋白质，如鱼、瘦肉、豆类等低磷/蛋白质比值食物。

2）避免食用含无机磷的食物：食物中的无机磷几乎 100% 被人体吸收，因此应该尽量避免食用无机磷含量较高的食物。高磷调味品包括辣椒粉、咖喱粉、芝麻酱等；高磷添加剂加工食品包括香肠、火腿、汉堡等快餐食品；高磷饮料包括咖啡、奶茶、碳酸饮料、啤酒等。

3）食物中去磷方法：改变烹饪方式，用"双煮法"可以大大减少食物中磷含量。肉类烹饪时可以用水煮肉，不喝肉汤，只吃肉。

总之，腹膜透析患者需要定期检测血磷水平、观察症状、检测钙磷乘积，同时进行自我管理和饮食控制。合理的自我管理和饮食控制，可以帮助腹膜透析患者降低磷负担，预防高磷相关并发症。同时，患者还需定期随访，根据医生建议调整治疗方案和饮食计划，以保证治疗效果。

165 低蛋白血症怎么判断，该如何进行自我管理，饮食需要注意什么

长期进行腹膜透析可能会导致患者出现低蛋白血症，这是一种常见并发症，会对患者生活质量和预后产生不良影响。

（1）**低蛋白血症的判断**：低蛋白血症是指血浆白蛋白水平低于正常值（40g/L），常常会导致颜面及双下肢水肿。当腹膜透析患者在每日饮水量、超滤量及尿量没有发生明显变化时，出现不明原因水肿，首先需要检测血浆总蛋白及白蛋白，判断是否存在低蛋白血症。导致低蛋白血症的原因很多，首先需要评估患者的营养状况，如体重、体重指数、饮食记录等。其次需要考虑患者的疾病情况，如是否有炎症、感染、肝功能异常等。

（2）**自我管理**：腹膜透析患者在发现自己出现低蛋白血症时，需要采取一些措施进行自我管理。首先需要调整腹膜透析方案，如增加透析液浓度和数量，增加透析次数等，以提高腹膜透析清除效率。其次需要保证摄入足够蛋白质，建议每天蛋白质摄入量为1.0～1.2g/kg，其中优质蛋白（如鱼、瘦肉、鸡蛋等）占50%以上。此外，还可以补充一些营养剂，如维生素、矿物质等，以提高身体免疫力。

（3）**饮食注意事项**：腹膜透析患者需要在饮食方面注意以下问题。

首先，腹膜透析液会丢失大量蛋白质，因此，腹膜透析患者需保证摄入充足蛋白质，每天1.0～1.2g/kg。

其次，以优质蛋白摄入为主，占50%以上，包括牛奶、鸡蛋、鱼、鸡肉等。

最后，保证充足热量摄入。指南推荐腹膜透析患者每日摄入能量30～35kcal·kg/IBW。摄入充足热量，保证摄入的蛋白质不被作为热量来源被消耗。

总之，腹膜透析患者在进行治疗的同时，需要注意防治低蛋白血症。在出现低蛋白血症的情况下，可以通过调整腹膜透析方案、增加蛋白质摄入、补充营养剂等措施进行自我管理。通过综合治疗和自我管理，可以有效预防和治疗低蛋白血症，提高患者的生活质量，改善预后情况。

166 低钾 / 高钾怎么判断，该如何进行自我管理，饮食需要注意什么

正常血清钾离子浓度为 3.5～5.5mmol/L，低钾和高钾都会对身体造成严重危害，因此需要注意判断和管理。腹膜透析患者常常会面临低钾或高钾的问题，因为透析过程中会丢失钾，而透析不充分或摄入过多可能会导致高钾。

（1）低钾（低钾血症）的判断和自我管理

1）判断：低钾的主要症状包括肌肉无力、疲劳、便秘、心悸、心律不齐等，也可能没有明显症状。可以通过电解质检测来确认血清钾离子浓度是否低于正常范围，若血清钾＜3.5mmol/L 即可确诊低钾血症。

2）自我管理：低钾的自我管理需要注意补充富含钾的食物，如蔬菜（土豆、菠菜、蘑菇等）、水果（香蕉、草莓、橙子等）、豆类和坚果等。同时，需要避免食用过多高钠、高糖、高脂肪食物，以及饮用含咖啡因的饮料。如果血清钾过低，需要在医生指导下进行口服或静脉注射补钾。

（2）高钾（高钾血症）的判断和自我管理

1）判断：高钾的主要症状包括肌肉无力、疲劳、心悸、心跳不规则等，也可能没有明显症状。可以通过电解质检测来确认血清钾离子是否高于正常范围，若血清钾≥5.0mmol/L 即可确诊高钾血症。

2）自我管理：高钾的自我管理需要注意避免摄入高钾食物，如西红柿、香蕉、菠菜、土豆等。同时，还需要控制饮食中钾的摄入总量，避免过量摄入。如果血钾过高，需要在医生指导下进行透析治疗、口服或静脉注射降钾药物。

167 如何解决腹膜透析患者睡眠不佳问题

如果腹膜透析患者出现睡眠不佳问题，通常可以从三个方面解决，具体如下：首先，保证透析充分性；其次，安抚患者情绪，帮助患者做好心理调适；最后，针对睡眠不佳的具体原因，合理应用改善睡眠药物。如果患者是入睡困

难，在没有药物使用禁忌前提下，可以酌情给一些助眠药物（如阿普唑仑等）；如果患者出现早醒，在没有药物使用禁忌前提下，可以酌情给一些改善睡眠质量的药物（如佐匹克隆等）。

168 进行腹膜透析晚上留腹好还是空腹好，有什么区别

腹膜透析治疗过程中，晚上留腹和空腹有着不同的优缺点，选择何种方法应该根据患者具体情况和医生建议决定。

（1）**晚上留腹**：晚上留腹通常指在晚上睡觉前进行透析治疗，并在次日早晨完成治疗。晚上留腹的好处是可以让患者在白天有更多的时间进行日常活动和工作，减少治疗对生活的干扰。此外，晚上留腹还可以避免透析液在白天对生活造成的不便，比如需要在工作或外出时携带透析液等。

（2）**空腹**：空腹是指在治疗前不进食或只进食轻食，使透析液在腹腔内充分流动、交换。在进行腹膜透析治疗时，空腹有助于减少腹部脂肪压迫，增加腹腔内空间，使透析液能够更加顺畅地流动，同时也可以减轻治疗期间的不适感。

腹膜透析患者选择留腹还是空腹，主要取决于腹膜透析患者腹膜溶质转运能力、每袋腹膜透析液超滤情况和患者每天尿量。

169 腹膜透析患者喝水应该注意哪些问题

腹膜透析患者因肾衰竭导致其尿量逐渐减少，故腹膜透析患者需要限制水分摄入。腹膜透析患者摄入水分过多，会导致水蓄积体内，容量负荷过重。轻者出现颜面部及双下肢水肿，重者出现多浆膜腔积液，甚至诱发心力衰竭。

首先，腹膜透析患者每天最大摄水量不能超过前一天尿量加超滤量及不显性失水（500ml）的总和。特别注意，摄入的水包括入口的所有液体以及食物中所含的水分（一般蔬菜的含水量为90%，米饭、土豆的含水量为70%，馒头的含水量为30%）。另外，如果在夏季进行了适量运动，微微出汗可补充50ml水，

衣衫被汗水打湿可补充 100ml 水。

其次，建议腹膜透析患者每日早晚称体重及量血压，这一方法可简便地评估水摄入量是否合适。在饮食量不变的情况下，短时间内出现体重明显上升，提示饮水量过多，使体内短期内蓄积了过多水分；如果出现身体水肿、血压升高、胸闷气促、晚上高枕卧位等表现，则需警惕体内容量负荷过多导致急性心力衰竭，须立即到医院就诊。

最后，以下控制水分摄入小技巧可供大家参考：①使用带刻度的小号杯定量饮水，用吸管代替大口饮水；②限制各种形式的水分摄入，包括面条、粥、汤、蔬菜等含水分丰富的食物；③不饮茶、咖啡、碳酸饮料及高糖饮料；④低盐低脂清淡饮食，减轻口渴感。

170　腹膜透析患者如何少吃盐

推荐腹膜透析患者每天摄入 5g 左右的食盐（约为一个啤酒瓶盖的量），最多不超过 6g。以下方法有助于减少饮食摄入盐量：①做菜过程中可以先不放盐，把自己需要吃的量分装出来后，再将每餐需要的食盐撒在菜上，有助于减少烹饪时的用盐量；②选用其他不含食盐的调味品，如葱、姜、蒜、花椒、胡椒、白糖、白醋、香菜、柠檬汁等；③尽量避免食用加工食品，少买熟食及半成品食物，这些食物往往含盐量较多；④尽量在家做饭，减少外出就餐。

171　腹膜透析患者为什么要少吃杨桃

建议腹膜透析患者避免食用杨桃或者杨桃汁、杨桃罐头、杨桃酒等杨桃加工副产品，因为：①杨桃中含有一种类似苯丙氨酸类的神经毒素—caramboxin，而腹膜透析患者的排泄能力明显下降，会导致其在血液中蓄积。该神经毒素为脂溶性，可穿透血脑屏障，引起一系列神经毒性反应（表现为恶心、呕吐、呃逆不止、肢体麻木、意识障碍、癫痫和昏迷），甚至对患者的神经系统造成不可逆损伤。②杨桃富含草酸，大量摄入杨桃易导致高草酸血症，过多的草酸在肾小管内沉积可导致急性肾小管损伤，甚至出现急性肾衰竭。③杨桃富含钾元素和水分，腹膜透析患者摄入钾过多易导致高钾血症，引发心律失常甚至心搏骤停，摄入水分过多则会增加心脏负担甚至诱发心力衰竭。

第四节　腹膜透析患者精神心理、生活起居与居家管理

　　腹膜透析作为一种家庭治疗，其治疗效果主要取决于患者的自我管理能力，因而提高患者自我管理能力至关重要。自我管理一方面是精神心理管理：患病初期，由于形体改变和疾病的不可预测性，患者常常表现为悲观沮丧。长期治疗后，尤其是发生腹膜炎等各种并发症时，患者自觉预后不良，加之治疗可能打乱原有的工作和生活节奏，使患者慢慢减少人际交往甚至自我封闭，这些都会进一步增加焦虑、沮丧、抑郁等不良情绪。医护人员可以定期检查患者的心理状态、及时进行心理疏导，引导患者对疾病和透析治疗建立正确认知。此外，鼓励患者家属和社会给予患者更多的理解和精神支持，协助患者调整好心情并适应现阶段的角色改变、重新回归社会。另一方面是患者生活起居和居家管理：进行规范化腹膜透析液更换操作和基本透析方案调整；在生活起居中保护透析通路；坚持健康生活方式；处理应对不良事件等。医护人员通过与患者建立定期随访关系、持续交流沟通，使患者得到结构化和专业化的持续教育和知识培训，提升患者的病情监测和危机管理能力，从而增强腹膜透析治疗效果、改善疾病预后、提高患者生活质量。本节将从患者的角度出发，回答有关精神心理、生活起居和居家管理方面的常见问题，以帮助患者提高腹膜透析自我管理的能力。

172　腹膜透析患者如何提高自身状态认知

　　腹膜透析是一种居家透析治疗模式，因为日常操作和治疗是患者在家中完

成，所以患者对自身状态的认知情况相当重要。腹膜透析患者可以通过以下方面提高自身状态认知。

（1）加入专业腹膜透析团队管理的患者队伍。腹膜透析治疗的专业性很强，依靠住院时的短暂学习，患者很难全面掌握自身管理的方法，也无法清楚地认识自身状态。专业腹膜透析团队可以提供及时的咨询服务，为腹膜透析患者提供了强有力的保障。

（2）定期到专业医疗机构复查。定期复查对居家腹膜透析患者十分必要，复查的时间间隔不宜超过三个月。

（3）积极参加专业机构组织的科普讲座以及宣传教育活动，直到专业人员认可患者已经掌握相关知识。

（4）保持对自身的关心，除认真完成腹膜透析基本操作外，还要每日监测血压、体重、每次腹膜透析出入液体量，定期评估自己的体力、生活能力、饮食情况、幸福感等，及时向医护人员反馈。

（5）多浏览专业网站和书籍，阅读腹膜透析相关科普文章，增加专业知识积累。

173 腹膜透析患者能正常工作吗

腹膜透析对患者工作的影响较小，因此腹膜透析患者能够正常工作，但工作强度不宜过大，一般轻体力工作都不受影响。

174 腹膜透析患者可以吸烟吗

腹膜透析患者不建议吸烟。研究显示，随着暴露于烟草的程度加重，透析患者的死亡风险逐渐增加。透析患者常伴有贫血，高毒素状态使红细胞质量差、携氧能力降低，吸烟时产生的一氧化碳与血液中的血红蛋白结合，使红细胞失去携氧能力。同时香烟中的尼古丁刺激血管收缩、降低心脏循环血量，使供氧减少，引发多种心血管疾病、脑血管病变。另外，吸烟会刺激交感神经，导致血压升高。长期抽烟改变口腔环境，引起口渴，导致饮水量增多，液体负荷增加。

175 腹膜透析患者可以结婚吗

腹膜透析患者可以进行正常的性生活，甚至患病后还可结婚、生育。腹膜透析期间过性生活要注意避免过于粗鲁、频繁。提倡有节制地进行性生活，同时由于腹膜透析期间身体可能比较虚弱，可以多补充一些营养，增强体质。

176 腹膜透析患者可以生育吗

腹膜透析患者是否能生育，取决于患者是否有生育愿望、基本条件以及疾病状态。腹膜透析患者准备生孩子前须咨询包括妇产科医生、肾脏内科医生在内的多学科医生，医生会对患者进行全面评估，然后根据患者具体情况提供生育指导意见。对于女性腹膜透析患者，有病例报道，通过腹膜透析联合血液透析的方式将妊娠维持至第三产程，患者顺利产下健康足月儿。但通常而言，不建议腹膜透析患者生孩子，如确有需求，需在产前咨询医生团队评估风险和可能性，孕期需与医生共同决定合适的肾脏替代治疗方案，积极复诊，以便随时调整方案。此外，患者及家属需做好孕期随时开始血液透析治疗的准备。

177 腹膜透析患者置管后多长时间可以洗澡

腹膜透析治疗时，维持有效透析通路是透析成功的关键。腹膜透析导管置入术后，需要等待 7～10 天才可以洗澡。这段时间内需要注意保持局部清洁，使用毛巾擦拭或免洗身体清洁剂，避免沾湿伤口及敷料，避免伤口受到外界污染。伤口愈合良好的情况下可以采取淋浴方式洗澡，禁止盆浴。洗澡时外口处及透析短管要使用专用的洗澡贴膜（大号 3M 贴膜）或保护袋（外科用一次性肛袋）封闭固定，淋浴结束后立即擦干身体，对导管出口进行换药护理。洗澡不应过于频繁，两三天洗一次即可，同时不用或少用沐浴清洁产品，清水冲洗最好。饱餐后、饥饿时、发热、血压过低、劳动后不应立即洗澡，处于疾病急性进展期最好也不要洗澡。

178 腹膜透析患者要如何保护才能洗澡

一部分腹膜透析患者起始治疗时很长时间都不敢洗澡，担心洗澡水倒灌造成伤口感染及导管意外脱落等，但保持置管处皮肤清洁也是预防切口感染的重要环节，而且良好的卫生状态有助于患者身心健康。因此，腹膜透析患者要在有效保护下洗澡。

（1）洗澡前的准备：①准备好物品（口罩、无菌敷料、棉签、不含酒精的碘伏、纸胶布、人工肛袋、无菌纱布、大号防水贴、一块淋浴海绵或小方巾、干净的毛巾等）。②洗手并消毒手部。如果还有术后敷料，取下导管出口处敷料，并检查出口是否红肿、渗液。③检查短管接头是否拧紧，将腹膜透析外接短管全部放入保护袋中，撕开保护袋反面粘贴纸，仔细地粘贴在出口处周围的皮肤上。

（2）洗澡时的注意事项：只能淋浴、不能盆浴，而且淋浴时应避免对着出口处冲洗，以免细菌进入隧道，引起感染。洗澡时间不能过久，防止保护袋中途松脱或进水。

（3）洗澡后的注意事项：①洗澡后取下保护袋和贴膜、更换好衣服，如短管有水用无菌纱布擦干。②观察并评估出口处情况，沿导管走行挤压隧道及出口，观察有无分泌物。③洗手、戴口罩，用 0.9% 灭菌生理盐水棉球以出口为圆心，螺旋式由里向外擦拭，直径 2cm，擦拭 3 遍。④用无酒精碘伏棉球以出口为圆心，螺旋式由内向外消毒，直径 10cm，擦拭 3 遍（注意碘伏液不能流进出口处，以及碘伏不能接触透析管，以免透析导管被腐蚀）。⑤待干后用无菌敷贴覆盖出口（伤口愈合者可不用敷贴覆盖），导管自然弯曲后用胶布以"Ω"法固定在离出口约 6cm 处（避免牵拉）。记录出口处情况，换药结束。如出现红、肿、热、痛、分泌物异常等情况，除了记录下来，还要及时报告医生。

179 腹膜透析患者能否游泳或泡温泉

游泳是一项很好的有氧运动，但腹膜透析患者因透析导管的存在，游泳前要先咨询医护人员。腹膜透析患者游泳前一定做到：①选择干净的游泳场所，减少暴露于水中病原体的机会；②游泳前使用防水透明敷料或结肠造瘘袋固定和保护导管以及出口部位；③游泳后须立即进行出口处护理。腹膜透析患者尽量避免泡温泉，因为泡温泉有极高感染风险。

180 腹膜透析操作前洗手用的肥皂和洗手液有无特殊要求

肥皂和洗手液在腹膜透析操作前洗手过程中扮演至关重要的作用。它们的作用不仅是去除手部污垢，更为重要的是预防腹膜透析患者出现透析相关感染并发症。对于腹膜透析患者而言，没有特殊要求，普通的肥皂与洗手液即可，但必须为腹膜透析操作前洗手专用。洗手时间至少 2 分钟，按规范"七步洗手法"的要求洗手。

181 天气炎热，操作过程中能否开风扇与空调

在进行腹膜透析操作时，为保持操作安全和患者舒适感，应保持操作环境温度适宜。天气炎热，患者不仅自觉不适，而且出汗可能导致出口处感染或伤口愈合延迟。因此，在环境相对干净的地点开空调是可以的，但应避免在空调风口下进行操作，避免污物、灰尘或病原微生物进入导管导致腹膜炎。不要在腹膜透析操作时贪图凉爽，最好避免在操作时使用风扇，这样极易导致腹膜炎发生。

182　停电后腹膜透析液该如何进行加热

通常来说，人体温度在37℃左右，腹膜透析液可加热到35～39℃，以人体自我感觉舒适为标准。腹膜透析液温度太高可能烫伤腹膜、引起腹痛，可以冷却几分钟再灌入腹腔；腹膜透析液温度过低可能引起腹泻或寒战等身体不适，建议加热至适宜温度。可采用恒温箱干热法加热腹膜透析液，不建议采用水煮、微波炉等加热方法。

停电后，恒温箱无法正常工作，建议烧开水后用热水袋灌装，将未拆封的腹膜透析液和2个热水袋一起裹在毛毯中间，或放在密闭恒温袋内，取出时用手背试探温度适宜即可。

183　夏天气温高，腹膜透析液是否无须进行加热

腹膜透析液应当加热到合适的温度后灌入腹腔。夏天气温虽然比较高，部分地区最高气温甚至超过40℃，然而居家室内气温一般远低于室外气温。当室内气温上升超过32℃后人体开始发热，情绪产生波动；室内气温过高会影响人的体温调节功能，散热不良引起体温升高，血管舒张，脉搏加快，心率加速。因此，人对冷热气温能够耐受的下限和上限分别为11℃和32℃。即便是夏季，室内气温也很少长时间保持37℃，置于室内的腹膜透析液达不到合适温度，因此，夏季腹膜透析液也需要在恒温箱内加热到37℃左右方可灌入腹腔。

室内气温不够高，那么将腹膜透析液拿到室外经阳光暴晒后，温度就能达到甚至远高于37℃，这种做法是否可行呢？答案依然是否定的。药品须在通风避光的环境中保存、避免阳光直射，阳光直射可能会使药品变质、变色等。腹膜透析液的主要成分是水、钠、氯、钙、镁、葡萄糖和乳酸钠等，同样属于药品，所以应当按照药品说明书的要求妥善储存，治疗前用恒温箱匀速、缓慢加热腹膜透析液。避免微波炉、烤箱等方式加热腹膜透析液，以免改变药品成分。加热后的腹膜透析液如果破损、包装材料焦化等，均不能再使用。

184 进行腹膜透析后透出液和废液袋如何处理

腹膜透析后，应当遵照医疗废水、废物的处理方法处置双联系统、透出液和废液袋。居家腹膜透析治疗后，剪破废液袋，将引流出来的腹膜透析废液倒入马桶，流入污水系统。有传染性疾病的腹膜透析患者如乙型肝炎病毒携带者、艾滋病病毒携带者，有一定的体液传染风险，但是概率很小，建议在患者的腹膜透析废液倒入马桶后再加入大约 10ml 84 消毒液进行消毒。同时，有传染性疾病的患者用过的废液袋应用黄色垃圾袋收集，送到就近的医疗机构集中处置。普通患者将废液袋送到小区垃圾集中处理站，进入"有害垃圾"分类，由环卫部门集中处置。

自动化腹膜透析机的废液一般用废液桶收集，建议同上处理，有传染性疾病的患者，废液桶内加 84 消毒液后倒入马桶，废液袋连同管路作为医疗废物丢入"有害垃圾"集中处置。须注意的是，废液收集桶应当每天清洗、干燥备用，以免滋生细菌、霉菌。

185 应该在什么情况下使用艾考糊精腹膜透析液

艾考糊精腹膜透析液以 7.5% 艾考糊精（一种葡萄糖聚合物，分子量 13 000 ~ 19 000Da）为渗透剂，pH 为 5 ~ 6，渗透压为 284mOsm/L。和葡萄糖腹膜透析液相比，不易被吸收，能长时间维持透析液胶体渗透压，达到较好的超滤效果，且生物相容性较好。

临床应用方式：每日 1 次，用于长时间留腹，如 CAPD 夜间留腹、CCPD 日间留腹等。其主要适用于以下情况：①由于其超滤效果较好的特性，适合超滤效果不好尤其是合并容量负荷过多的患者；②由于其不易被吸收，因此对血糖影响较小，适合糖尿病患者使用。使用艾考糊精腹膜透析液有以下几点注意事项：①对淀粉衍生物 / 艾考糊精过敏者不宜使用；②艾考糊精腹膜透析液会引起麦芽糖和麦芽三糖在体内堆积，因而麦芽糖或异麦芽糖不耐受者不宜使用；③对血糖检测可能有干扰；④糖原累积病患者不宜使用；⑤严重乳酸酸中毒者不宜使用。

186 在时间不允许的情况下可否暂停腹膜透析

　　腹膜透析是否暂停，要根据患者的病情进行分析，病情稳定期可以暂停，反之则不能暂停。当患者需要且病情比较稳定时，做一些检查、检验项目（如胃肠镜）。如果有要求，可以暂停腹膜透析，但是暂停时间不宜过长。腹膜透析能不能暂停，还要根据患者的具体情况具体分析，比如血压、体重，以及钾、钠等电解质指标。当患者病情不稳定时，暂停腹膜透析会导致体内多余的水分和代谢废物蓄积，出现酸碱失衡、电解质紊乱、水肿、高血压等情况，严重时甚至会出现心力衰竭，此种情况下不能暂停腹膜透析。

　　出差或外出旅行时，患者可以选择在目的地继续进行腹膜透析。患者应提前准备好换液必需物品和设备，包括充足的腹膜透析液，腹膜透析液也可以在目的地购买。此外，还要提前联系住宿地点，选择安静整洁的环境入住，自备紫外线消毒设备。若环境条件不允许，可提前联系目的地的腹膜透析中心或医院，将自己的情况告知医生，并携带病历资料和最近的检查报告，以便医生能迅速了解病情、开具腹膜透析处方。

　　除此之外，还有一种腹膜透析方法，即间歇性腹膜透析，每周透析 3 ~ 4 天即可，通常为刚开始接受腹膜透析的患者所使用，此方法的治疗过程本身就可暂停，不仅方便患者，还能在一定程度上降低腹膜炎发病概率。

187 腹膜透析患者应如何选择运动方式

　　腹膜透析患者应选择有氧运动方式为主。有氧运动可以帮助改善心肺功能，加速新陈代谢，适合腹膜透析患者的有氧运动包括走路、散步、爬楼梯、爬山、骑脚踏车、划船、滑雪、太极拳、广场舞等，应该避免腹部易受撞击或是急速增加腹压的运动如橄榄球、篮球、足球、搏击、仰卧起坐等。运动频率建议每周 3 ~ 5 次，运动幅度较小的运动如散步等可以在腹腔内常规保留腹膜透析液，运动幅度较大的运动如爬山、健身操等可以放空腹腔，减少腹腔压力和负担，长期透析患者可以在腹腔内保留少量液体，起到润滑作用，防止运动时出现腹痛。运动前热身很重要，可以增加身体柔软度，减少运动伤害，每次运动应持续 30 分钟才会充分达到运动效果，运动结束后要慢慢停下来，以免造成低血压、心肌缺氧。运动强度以稍感劳累，但能接受为宜，一般在运动时能够和周围人正常交谈则表示运动适量，如果在活动中出现气短、心痛、心律失常、头晕、恶心、面色苍白及活动后出现长时间疲倦、失眠等不适则提示运动过量，应该暂停运动或在下次运动时减少运动量。

188　腹膜透析患者养宠物需要注意什么

养宠物可以放松心情、缓解压力、愉悦身心，同时还能帮助人们扩展社交、增加社会适应能力等，但由于腹膜透析患者的特殊性，饲养宠物需要多加注意。非传统宠物如水生生物、爬行动物、两栖动物、节肢动物、昆虫、无毛发的哺乳动物等无特殊注意事项，但传统宠物如猫、狗等毛发较多的动物，由于亲近主人，活动地域广泛，易将许多微生物沾染在毛发上，同时由于其毛发细小，可在空间中飞散而不被人察觉，造成污染。对于腹膜透析患者来说，这些宠物飞散的毛发和毛发上沾染的病原体无疑会增加感染风险，所以建议腹膜透析患者尽量不要养这类宠物，但如果患者强烈要求养毛发较多的传统宠物如猫、狗、兔等，有以下几点建议：①由家里人打理宠物日常生活；②定期去宠物医院检查是否患有皮肤病；③勤梳理宠物毛发并妥善处理梳理下来的毛发；④与宠物玩耍时要更换专用的服装，保护好腹膜透析管，接触宠物后要更换衣服，清洗双手；⑤不让宠物进入腹膜透析操作房间，对房间进行更彻底的消毒；⑥在腹膜透析房间单备一件操作服，尽量减少宠物毛发的影响，操作前要洗手，戴好口罩帽子。

第五节 腹膜透析常见并发症与如何提高患者生存质量与生存率

189 为什么腹膜透析患者容易发生营养不良，常见原因有哪些

人体需要摄取足够营养物质才能保证健康，但腹膜透析患者营养不良发生率较高，主要表现为体重下降、肌肉萎缩、皮下脂肪减少和血清白蛋白水平降低等，严重影响其预后和生活质量。

和血液透析一样，透析不充分、存在消化系统疾病和影响食欲的其他疾病等，均可能导致患者营养物质摄取和吸收不足。同时，与腹膜透析治疗本身相关的一些因素，如并发腹膜透析相关感染、腹膜透析时透出液中营养物质丢失、腹膜透析液葡萄糖吸收、腹膜透析液腹腔停留导致饱腹感等，均可导致患者出现营养不良。此外，患者存在糖尿病、运动少、贫血、发生肿瘤、经济条件差以及心理因素等，也是导致其容易发生营养不良的重要原因。

190 如何改善腹膜透析患者营养不良状况

首先，改善腹膜透析患者营养不良状态需要专业医疗团队指导和营养方案。医疗团队包括营养师、医生、护士等，需要了解患者身体状态、病情等条件，据此制订针对性营养方案，帮助患者减轻症状、改善营养状态。主要措施包括：①提供营养支持。补充膳食蛋白质，摄入充足热量，改善患者食欲。②控制炎症。注意保护残余肾功能，充分透析，使用具有抗炎作用的药物如他汀类药物和 ACEI/ARB 等，纠正代谢性酸中毒等。③控制感染。严格执行无菌操作，避免劳累，出现感染时立即停止透析并局部或全身使用抗生素。④合理透析。合理控制透析剂量达到充分透析，使用生物相容性好的新型腹膜透析

液，选择适合患者的腹膜透析方式，治疗原发病和共存疾病。

其次，改善腹膜透析患者饮食结构能够帮助纠正患者营养不良状态。患者需要掌握正确饮食知识，了解每种食物的营养成分和推荐摄入量，避免食物中毒、饮食不当。同时，医疗团队应与患者及时沟通，适当给予鼓励，帮助患者树立信心。

最后，定期对患者营养状态进行监测也是改善患者营养状态的重要手段。通过定期监测患者身体状态和血液检查指标，对患者营养状态进行评估，及时发现营养不良并进行干预，可避免营养不良状态进一步恶化。

191 腹膜透析患者出现水肿是什么原因

腹膜透析患者出现水肿是出入水失衡，入量远大于出量所致。主要原因有水盐摄入过多引起入量增多，以及超滤不足、尿量减少等导致出量减少。

（1）**水盐摄入过多**：许多患者对液体控制的重要性认识不足，常常因为口渴或饮食口味偏重，摄入过多钠盐导致饮水增多，或偏爱进食含水量较多的水果、粥、汤等食物导致摄入水量过大，进而导致水肿。因此，建议腹膜透析患者尽量控制水分摄入，饮食以清淡为主，养成良好饮食习惯。

（2）**水盐清除减少**：随着腹膜透析时间延长，患者残余肾功能逐渐下降或丧失，尿量减少，或由于腹膜转运功能发生改变，导致透析不充分，超滤减少，水清除减少。再加上淋巴回流加重、淋巴再吸收增加，导致容量超负荷，发生水肿。此外，若患者出现心功能不全或原有的心脏疾病加重、营养不良（低白蛋白血症）等亦能导致水钠潴留。此时可考虑在医师指导下采用更改腹膜透析方案（使用浓度更高的透析液、增加透析频率、缩短腹膜透析液的留腹时间等）、酌情加用利尿剂、服用改善心脏功能的药物等方法进行治疗。

192 腹膜透析患者出现恶心、想吐是什么原因

腹膜透析患者出现恶心、想吐的可能原因包括以下几点：①尿毒症毒素刺

激。体内蓄积的代谢废物刺激所致。②腹膜透析并发症。感染性腹膜炎，透析期间和透析后短时间内出现的透析失衡综合征，贫血。③腹膜透析不充分。依从性差、透析血流量不足、未达到透析液流量、透析时间不足或方式不合适导致的透析不充分。④水电解质紊乱。低钾血症，代谢性酸中毒。⑤合并其他疾病。消化系统疾病，心脑血管疾病，妇科疾病等。⑥心理因素。恐惧、焦虑、抑郁、自卑、孤僻、敏感、愤怒等通过高级中枢干扰胃肠道功能和症状感知。

193　如何管理腹膜透析患者贫血

腹膜透析是 CKD5 期患者维持生命的重要治疗方式之一，对长期腹膜透析治疗患者的贫血治疗需要注意治疗时机、疗效标准和药物使用，治疗后定期复查也很重要。

（1）腹膜透析患者须何时进行贫血治疗，如何评估疗效？

由于腹膜透析患者血红蛋白丢失速度快于非透析患者，故 Hb < 100g/L 就须使用红细胞生成素或者罗沙司他治疗。腹膜透析患者的治疗目标是把 Hb 维持在 110 ~ 120g/L 左右，但不能超过 130g/L，Hb 每月增加 10 ~ 20g/L，具体可依患者情况进行个体化治疗。除了 Hb 指标，若腹膜透析患者转铁蛋白饱和度（TAST）≤ 20% 和 / 或血清铁蛋白（SF）≤ 100μg/L，提示可进行铁剂治疗，维持 20% < TAST < 50% 和 100μg/L < SF < 500μg/L 水平即可。

（2）治疗方式如何选择？

治疗肾性贫血的常见药物包括铁剂、红细胞生成素（如 EPO）和低氧诱导因子脯氨酰羟化酶抑制剂（如罗沙司他）等。研究表明铁剂治疗可降低 CKD 患者心衰发生率和全因死亡率，但对腹膜透析患者认知功能的改善和生活质量的提高无显著影响。在腹膜透析患者中缺铁性贫血的患病率为 16% ~ 23%，提示可能存在患者口服铁剂依从性差的问题。另外铁剂补充过剩将增加感染风险，故须严格评估 CKD 患者补铁剂量和风险后再进行治疗，不建议在活动性感染期间进行静脉补铁。EPO 与低氧诱导因子脯氨酰羟化酶抑制剂的选择见问题 39。当腹膜透析患者药物治疗无效或 Hb < 70g/L 时需考虑输血以纠正贫血，有高危因素的患者 Hb < 80g/L 时也可考虑输血。总的来说，腹膜透析患

者在选择贫血治疗药物时需注意评估该药物对心血管的作用，减少心血管事件的发生，还需评估患者对药物的敏感度和具体病情状况，选择最恰当的药物或方式进行治疗。

（3）治疗期间需注意哪些问题？

治疗期间定期复查非常重要，治疗初期建议每月至少复查一次血红蛋白水平，其水平波动不能超过 20g/L。另外，对患者营养和透析状态的评估也不能忽视，评估是否存在加重贫血的情况或合并其他原因贫血，并予以治疗。除此之外，也需重视对应治疗的注意事项和副作用。静脉补铁前须进行皮试，起始缓慢静脉输注，首次输液后 1 小时内须密切观察患者情况。服用红细胞生成素可能出现高血压、癫痫、肌痛、输液样反应和高血钾等不良反应，输血会增加溶血反应、急性肺损伤、高钾血症和病毒传播等事件的发生风险，须及时发现并积极对症对因治疗。

194 腹膜透析患者血压控制目标

有关腹膜透析患者的血压控制目标尚无统一标准。2015 年国际腹膜透析协会提出无论什么年龄，血压 > 140/90mmHg 的规律腹膜透析患者应将血压控制在 140/90mmHg 以下；根据 2021 年 KDIGO 标准，慢性肾脏病腹膜透析患者血压需控制在 140/90mmHg 以下，如果合并糖尿病肾病则需进一步降低，控制在 130/80mmHg 以下。围透析期高血压会增加患者心血管事件死亡风险，同时血压过低也会增加患者死亡风险，目前有关腹膜透析患者血压控制下限并不明确，个体化治疗至关重要。

195 腹膜透析患者高血压如何处理

腹膜透析患者高血压应从以下三个方面进行管理。

（1）控制腹膜透析患者容量：腹膜透析患者高血压治疗的第一步就是充分评估患者临床容量状态。国际腹膜透析协会（International Society for

Prenatal Diagnosis，ISPD）指南要求将控制容量超负荷作为高血压的一线治疗。

1）定期监测干体重，评估患者容量是否超负荷。

2）限钠饮食，限钠饮食依从性不佳是口渴和液体摄入的主要驱动因素。推荐饮食中钠的摄入不要超过 2g/d（约合 5g 氯化钠）。

3）联合使用利尿剂，残余肾功能较好的患者可能从低强度利尿治疗中获益。

（2）**根据腹膜特性调整透析方案**：容量超负荷和血压水平控制不佳提示患者进行的 PD 方案可能不适合他们的腹膜转运特性。因为葡萄糖梯度的快速消散，腹膜高转运患者腹膜透析液留腹时间过长会减少超滤量。这种情况下，应该考虑转为 APD 治疗。与此相反，由于钠筛作用，腹膜低转运患者腹膜透析液留腹时间过短会减少钠的弥散清除。中午用含葡萄糖的腹膜透析液进行交换或白天使用艾考糊精腹膜透析液留腹可以提高 APD 治疗过程中钠的清除。残余肾功能丧失是造成容量超负荷一个重要的病因。在这种情况下，强化 PD 治疗，避免干腹，增加透析液葡萄糖浓度，合理应用艾考糊精透析液是维持正常容量的治疗策略。

1）艾考糊精透析液：高渗的含葡萄糖溶液虽然在容量控制方面短期可能有效，但在保护残余肾功能、代谢指标、腹膜功能和技术寿命方面有许多不良效应。

2）其他腹膜透析液。

ⅰ．低钠腹膜透析液：将低钠透析液与高葡萄糖透析液浓度相结合以补偿渗透压降低的研究结果显示，这种干预可维持腹膜透析超滤量，改善水化状态，并显著降低动态血压。

ⅱ．生物相容性腹膜透析液：目前已引进中性 pH、低葡萄糖降解产物溶液作为标准含葡萄糖溶液的替代品，其基础是较高的生物相容性可能减少腹膜损伤。

（3）**腹膜透析患者高血压的药物治疗**：腹膜透析高血压的病理生理机制很复杂，还包括一些非容量依赖的机制途径。如果充分控制容量后血压依然未得到有效控制，则需要通过药物治疗控制血压。

ACEI/ARB 与其他种类降压药相比，能够延缓残余肾功能降低。盐皮质激素受体拮抗剂与改善左心室质量指数和左室射血分数有关，而没有显著增加高钾血症的风险。

总之，PD 是居家透析模式，应用家庭血压监测技术，具有诊室血压附加诊断和预后判断价值。限钠饮食，联用利尿剂，合理使用艾考糊精腹膜透析液以及根据腹膜转运特性调整 PD 方案是容量管理的一线策略，对患者和技术生存率均有很大益处。只有在充分控制容量的基础上仍未控制高血压时，才推荐降压药物治疗。

196 腹膜透析患者血钙、血磷控制目标是什么，如何管理

血钙的正常范围是 2.10 ~ 2.50mmol/L，钙代谢紊乱在透析患者中并不少见，常见低钙血症。血钙低会导致肌肉痉挛、骨质疏松和慢性肾脏病矿物质和骨代谢异常等。骨化三醇有明显升血钙作用，要根据血钙指标调整骨化三醇使用剂量。

血磷正常范围是 0.87 ~ 1.45mmol/L，腹膜透析患者常见高磷血症。需要控制饮食中磷的摄入，出现血磷持续、进行性升高时口服磷结合剂。

下面是一些管理腹膜透析患者血钙、血磷水平的方法。

（1）监测血钙和血磷水平：在腹膜透析治疗期间，需要经常监测患者的血钙和血磷水平，通常每 1 ~ 3 个月监测一次。定期监测可以及时了解患者的钙、磷水平变化情况，根据监测结果调整治疗方案。

（2）控制饮食：腹膜透析患者的饮食控制非常重要，尤其是控制高磷饮食的摄入，如调味品、坚果、腌制品和熟食等。同时，患者也可根据自身情况制订特殊的饮食计划，以控制血钙和血磷水平。

（3）药物治疗：如果无法通过饮食控制高磷血症，建议患者口服药物，通常包括含钙和非含钙磷结合剂。为避免出现高钙血症，一般主张用非含钙磷结合剂，帮助患者吸收或排泄过多的磷。

（4）调整透析方案：如果患者的血钙或血磷水平持续异常，可考虑调整透析方案。例如，增加透析频率、时间或更换透析液中的成分等。透析液中的钙、磷浓度对患者的血钙、血磷水平有很大影响，调整透析方案可以帮助控制其水平。

197 如何防治腹膜透析患者常见的非感染并发症

（1）**腹痛**：早期置管患者可出现非感染相关腹痛，表现为伤口周围疼痛，腹膜透析液进出过程中出现的肛门处或尿道部位疼痛，与腹膜透析管末端刺激周围组织有关，随着腹膜透析的顺利进行，疼痛会随之减轻、消失。

（2）**腹膜透析液引流不畅**：为最常见的并发症之一。一般腹膜透析液进出时间为 30 分钟以内，如果超过 30 分钟，为引流不畅。常见原因有：①蛋白凝块或血凝块堵塞。腹膜透析液中可见到蛋白凝块，多为流出时不畅通；术后也可见到血凝块堵塞腹膜透析管。②漂管。正常情况下腹膜透析管尖端位于腹部盆腔最低处，如果移出盆腔，可出现漂管（图 4-5-1），导致腹膜透析液流出不畅。③大网膜包裹：大多发生在腹膜透析置管早期，与腹膜透析导管和大网膜生物相容性相关，表现为引流液进出均不畅通。④便秘或膀胱充盈，也可挤压腹膜透析管。⑤导管扭曲等。先自行检查连接管路有无错误，有无受压情况，注意小便是否已排空，大便通畅程度如何，如果有便秘情况，适当使用通便药物，保持大便通畅。如果经过上述处理仍引流不畅，须暂停腹膜透析，及时就医，完成腹部 X 线检查，了解腹膜透析管位置。可使用 0.9% 氯化钠 50ml 快速注入腹腔或尿激酶 10 万 U 加入 0.9% 氯化钠 10ml 封闭腹膜透析管 0.5 ~ 1 小时后再行腹膜透析，如果仍不能缓解，可能需要再次手术，手术

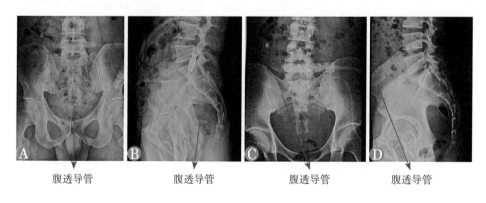

| 腹透导管 | 腹透导管 | 腹透导管 | 腹透导管 |

图 4-5-1 漂管

注：A.腹部正位片显示正常导管尖端位于盆腔内；B.腹部侧位片显示正常导管尖端位于盆腔内；C.腹部正位片显示漂管；D.腹部侧位片显示漂管。

可采用直视切开或腹腔镜方式进行。

（3）腹膜透析液渗漏：一般发生在腹膜透析置管早期，与患者肥胖、低蛋白血症、糖尿病等不利于伤口愈合的因素有关。一般停止腹膜透析，加强营养，促进伤口愈合，伤口愈合后即可缓解。如果渗漏发生在腹膜透析置管后期，多与机械因素有关。

（4）疝气：长期腹膜透析患者，因为腹腔压力增加，腹壁先天或后天薄弱区所引起，最常见为腹股沟疝，也有脐疝、切口疝等，表现为无痛性腹股沟区包块或皮肤包块。也有部分表现为鞘膜积液，是腹膜透析液经未闭鞘突到达睾丸鞘膜所致。随着腹膜透析的进行，疝气会逐渐加重，需要外科手术修补，手术期间和术后 2 周，需要血液透析或小剂量卧床腹膜透析过渡。切口疝和脐疝少见，早期需避免负重等增加腹腔压力的动作，局部加压固定缓解，如果疝气逐渐加重，也需要手术。

（5）胸腹瘘：发生率不高，与长期腹膜透析腹腔压力增加，以及胸腹之间膈肌薄弱有关，表现为患者在腹膜透析后出现单侧胸腔积液增加，一般是右侧，患者无症状或出现气促等，肺部 CT 或胸腔超声显示单侧大量胸腔积液。渗漏不多时，可采用透析时坐位或站立位、小剂量、夜间不留腹的腹膜透析方式，部分患者因腹膜透析液刺激胸膜粘连缓解。渗漏明显时，可于胸腔镜下行修补手术或改为血液透析。

（6）皮下涤纶套外露：如果皮下涤纶套距离出口处皮肤较近，或者腹膜透析后患者体重减轻明显，可在腹膜透析管出口处见到涤纶套，会导致患者出口处皮肤不愈或反复感染（图 4-5-2），此时须剥离皮下涤纶套，并进行适当处理。

（7）血性腹膜透析液：早期术后患者血性腹膜透析液发生率约 2%；后期经期或排卵期妇女可出现 3~5 天血性腹膜透析液；其他如持续或反复出现血性腹膜透析液需要注意是否存在感染、腹腔脏器损伤、腹腔占位性病变等，须及时就医。

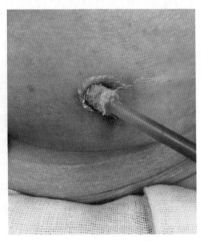

图 4-5-2　涤纶套脱出合并出口感染

198　如何提高腹膜透析患者的总体生存质量与生存率

腹膜透析是慢性肾衰竭的重要治疗手段，可有效减轻患者临床症状和体征，但腹膜透析也存在一些问题，如患者总体生存率偏低，生活质量不高等。为了解决这些问题，需要采取一些有效措施，主要包括以下方面。

（1）**操作培训**：在医院进行 CAPD 一周后，开始着手对患者及其家属进行技术传授。使患者能熟练掌握操作程序，自觉严格执行无菌透析操作技术，如操作前洗手、戴口罩、检查透析液质量、透析管连接和拆除、换液、封管消毒包扎等知识，掌握透析液内加入药品的操作及透析液标本的采集，掌握处理透析管引流不畅的基本方法。同时使患者能正确测量血压、脉搏、体温和体重，并准确填写腹膜透析表格。

（2）**健康教育**：定期对患者的腹膜透析操作进行评价和再教育，强化无菌规范操作的重要性；创造良好的居家腹膜透析环境，定时清扫和消毒房间，监测紫外线灯强度，养成良好卫生习惯，以防受凉而致不必要的感染；做到勤换衣被、定期洗澡、剪指甲，保证充足睡眠时间，不应过度劳累；嘱患者多走动、变换体位或腹部按摩，也可用缓泻剂增加肠蠕动，防止腹膜透析管引流不畅；注意保持房屋清洁与通风，做到每次透析后进行房间空气紫外线灯消毒，定期用消毒水拖地和擦拭门窗、台面，控制进入房间的闲杂人员，以减少空气污染，必要时可进行空气监测。

（3）**饮食指导**：改善 PD 患者营养状态，提高机体免疫力，减少并发症，是预防腹腔感染的有效措施。因腹膜透析能促进蛋白质分解和氨基酸丢失，PD 患者蛋白质推荐摄入量为 1.2～1.3g/（kg·d），并宜选用优质蛋白如鱼、瘦肉、牛奶、鸡蛋等必需氨基酸含量丰富的动物蛋白。保证患者热量摄入充足，推荐摄入总热量 147～176kJ/（kg·d）。透析可丢失水溶性维生素，故应进食大量含水溶性维生素食物，如谷类、新鲜水果、蔬菜。避免高磷食物，有水肿、高血压者，需限制钠盐摄入，多食富含纤维的食物以保持大便通畅；在有感染时要根据血钾高低来控制含钾丰富的食物摄入量，必要时请营养师给予营养评估，以保证机体需要。由于患者腹腔中灌入大量腹膜透析液影响胃肠正常蠕动，从而引起胃肠功能下降，以及营养不良、透析不充分等因素，应定时评估患者大便情况，指导患者进食高纤维食物，保持大便通畅，适当活动，避免便秘和腹泻。同时注意饮食卫生，不能食用变质、腐败的食物，避免进食冷食。

（4）提高患者腹膜炎自我评估和管理能力：反复强化腹膜透析相关性腹膜炎知识，树立严格无菌观念，理解消毒和污染的概念，使患者清楚了解腹膜感染的来源和途径。指导患者在腹膜透析过程中密切观察腹膜透析透出液颜色、性状、透明度，如果出现透出液浑浊、发热、腹痛等现象，可考虑为腹膜炎，应立即留取腹膜透析透出液标本，同时用透析液反复冲洗腹腔，直至透析液澄清为止。在家中进行处理的同时，联系医院的腹膜透析中心，及时就医。如果发现出口处有渗液、红肿等异常情况，也不应忽视。

（5）心理护理：进行腹膜透析的患者，长期受疾病折磨和精神压力，存在恐惧、无助、焦虑、沮丧的心理。护理人员应主动热情与患者沟通并取得患者充分信任，建立良好的护患关系，帮助患者认识疾病的性质，在精神上给予鼓励和支持，帮助患者面对现实，振作精神，增强对透析的信心，使患者保持良好的心理状态。同时，做好患者及其家属的思想工作，使家属更多地关心患者，与医院保持密切联系并提供帮助，保证患者在熟悉、安全、平静的环境中顺利进行家庭腹膜透析。

第五章

肾移植

　　随着器官保存和组织配型技术等多方面的发展以及新型免疫抑制药物的出现，器官移植手术已成为各种终末期器官疾病的最佳治疗手段。目前，我国是世界第二大器官移植国家，每年完成器官移植手术超过 1 万例。受肾脏疾病和能够引起肾损伤疾病的发病率的升高、经济发展水平的提升、患者对健康生活的向往等多种因素影响，肾移植需求日益增多。

　　但是，肾移植手术作为一项特殊医疗活动，在法律法规、规范流程、手术操作和药物应用等多方面具有其特殊性，尿毒症患者在准备接受肾移植前可能存在许多疑问。为更好地帮助大家理解肾移植及其诊治过程，我们总结了一些患者普遍关心的问题并进行详细解答。

199 什么是肾移植

要了解什么是肾移植，首先必须理解移植相关概念。移植是指将个体的细胞、组织或器官用手术或其他方法，移植到自己或另一个体，代替或增强原有功能的医学技术。移植的细胞、组织或器官称为移植物，当移植物为器官时即为器官移植。因此，肾移植指的是针对移植物为肾脏的器官移植，移植的肾脏又被称为移植肾。提供移植物的个体称为供者或供体，接受移植物的个体称为受者或受体。

当移植物的供体和受体为同一个体时，称为自体移植，如将自己的肾移植到自己的其他部位；当移植物的供体和受体为不同个体时，称为异体移植，如将一个人的肾移植给其他人。当移植物的供体和受体为同一物种时，称为同种移植，如人的肾移植给人；当移植物的供体和受体为不同物种时，称为异种移植，如将猪的肾移植给人。目前临床实施的肾移植多为同种异体肾移植。根据供者的生存状态，肾移植主要分为尸体肾移植和活体肾移植。

200 尿毒症患者到底选肾移植还是透析治疗

肾移植是现今治疗终末期肾病最有效的手段，它能够全面延长尿毒症患者生存时间，提升患者生活质量，改善患者社会功能。

（1）肾移植能够延长尿毒症患者的生存时间：由于肾衰竭，尿毒症患者容易出现各种并发症，其死亡风险因此增加。其中，心血管疾病患病风险较高，也是尿毒症患者死亡的重要原因之一，几乎占所有死亡原因的50%。尿毒症患者并发心血管疾病的影响因素包括心血管负荷过重、体内毒素堆积、蛋白尿以及代谢和内环境紊乱等。肾移植术后，随着肾功能的恢复，受者内环境稳态得以修复，从而降低了心血管疾病的发生风险。此外，患者高血压、贫血、内分泌紊乱等状态也可逐渐得到改善。

（2）肾移植能够显著提升尿毒症患者的生活质量：得益于肾功能的恢复和健康状况的改善，肾移植受者摆脱了尿毒症期持续透析的困扰，贫血、高血压等常见伴发疾病及症状得到改善或治愈。他们的精神焕然一新，生活质量大大提高，甚至可以像健康人一样生活。同时，其家庭成员也能摆脱被其疾病束缚的状态，获得更多的自由与幸福感。

（3）肾移植能够显著改善尿毒症患者的社会功能：相对健康、自由的状态使得患者可以更多地参与到社会活动中，创造个人价值。

当然，患者是否具有肾移植的条件，选择移植还是长期透析，还需要专科医生进行详细检查评估，与患者和家属充分沟通后决定。

201　肾移植前都需要做哪些配型检查

在尿毒症患者准备接受肾移植前，须到具有肾移植资质的医院进行咨询并完善移植前相关检查。根据检查目的和内容分为以下两个方面。

（1）评估患者身体状况：通过一系列检查，①明确是否适合接受肾移植手术，排除肾移植的禁忌证，如未经治疗的恶性肿瘤、活动性消化道溃疡等；②明确是否需要接受相应治疗，一些疾病或症状需要接受治疗后方可考虑肾移植，如结核、尿路感染、过度肥胖或严重营养不良等。

检查包括，①体格检查：身高，体重，血压，腹膜透析或血液透析通路。②一般检查：血、尿、大便常规，凝血功能，肝肾功能，电解质，血脂，血糖。③感染性疾病筛查：结核，肝炎，人类免疫缺陷病毒（human immunodeficiency virus，HIV），梅毒，巨细胞病毒，EB 病毒，BK 病毒。④常规检查：心电图，胸部 X 线或肺部 CT，腹部及盆腔超声检查，胃镜及结肠镜检查，骨密度检测。

此外，肾移植医师会根据患者健康状况添加必要的检查项目，以确保患者安全。

（2）肾移植配型检查：人体免疫系统具有区分"自我"和"非我"，并通过免疫反应攻击、杀灭"非我"组织的能力。因此，需要进行一些检查，为评估移植肾的匹配程度提供客观依据。供者、受者的匹配程度取决于移植抗原（即引起移植免疫反应的抗原）相容性和受者是否存在针对供者的特异性免疫反应能力。

移植抗原包括 ABO 血型抗原、主要组织相容性抗原（major histocompatibility complex，MHC），对于人类又称为人类白细胞抗原（human leukocyte antigen，HLA）、次要组织相容性抗原和组织特异性抗原，其中以前两者最为重要，也是移植前配型检查的重点。进行肾移植首先需要血型相容，即受者能够接受供者的血型。如 AB 型受者可以接受任一血型供者的肾脏，A 型受者可以接受 A 型或 O 型供者的肾脏，B 型受者可以接受 B 型或 O 型供者的肾脏，而 O 型受者只能接受 O 型供者的肾脏。当然，目前有部分移植中心能够开展 ABO 血型不相容肾移植，但移植前需要严格的评估与处理。ABO 血型抗原抗体示意见图 5-0-1。除了同卵双胞胎，HLA 在人与人之间存在很大不同，而 HLA 匹配程度与肾移植的长期效果密切相关。HLA 匹配常以 HLA-A、HLA-B、HLA-DR 匹配为主，HLA 匹配见图 5-0-2。

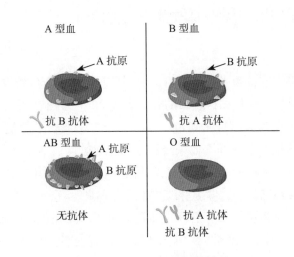

图 5-0-1　ABO 血型抗原抗体

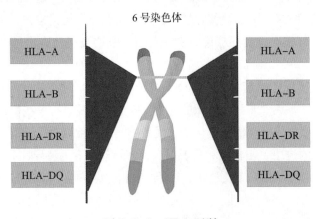

图 5-0-2　HLA 匹配

评估受者是否存在针对供者的特异性免疫反应能力的检查内容主要包括，受者是否存在针对供者的反应性抗体和免疫细胞。若受者存在针对供者的特异性免疫反应能力，俗称"致敏"受者。检测方法包括群体反应性抗体检测、抗HLA抗体检测、交叉配型。

202 患者亲属可以提供移植肾吗

亲属捐献的肾脏是现今国内移植肾来源的重要组成部分，亲属供肾肾移植（又称活体供肾肾移植）与尸体肾移植相比具有一定优势，包括：①扩大了移植肾来源；②有充足的时间进行术前检查与移植肾质量评估；③可以选择最合适的时机进行肾移植手术；④缩短移植肾缺血时间，降低移植肾损伤风险。

在满足以下法律条件和医学条件的前提下，亲属可以为其亲人捐献肾脏。

（1）**法律条件**：根据 2007 年颁布实施的《人体器官移植条例》和 2009 年制定的《关于规范活体器官移植的若干规定》，亲属捐献肾脏必须满足以下条件。

1）捐献肾脏必须遵循自愿、无偿的原则。

2）捐献者必须年满 18 周岁且具有完全民事行为能力。

3）捐献人与接受人仅限于以下关系：①配偶（仅限于结婚 3 年以上或者婚后已育有子女的）；②直系血亲或者三代以内旁系血亲；③因帮扶等形成亲情关系（仅限于养父母和养子女之间的关系、继父母与继子女之间的关系）。

（2）**医学条件**

1）血型条件：ABO 血型相容或准备 ABO 血型不相容肾移植。

2）组织相容性条件：供者和受者 HLA 相合，且移植前供者与受者交叉配型检测阴性。

3）供者健康条件：在确保捐献肾脏匹配的同时，供者的安全是活体肾移植的核心问题。捐献前，医生会对供者进行全面的问诊与检查：①明确是否存在捐献肾脏的禁忌证（如孤立肾、重度肥胖、糖尿病、某些感染性疾病），捐献肾脏不会对供者的健康造成严重不良影响；②适合捐献哪一侧肾脏。

203 糖尿病患者适合行肾移植吗

目前，糖尿病发病率增长迅速，糖尿病肾病已成为导致终末期肾病的主要原因。肾移植较透析能够显著提高并发糖尿病的终末期肾病患者生存率，改善其生存质量。众多糖尿病诊疗规范性文件明确指出有条件的糖尿病肾病患者或并发糖尿病的终末期肾病患者可以接受肾移植。

当然，并发糖尿病会增加肾移植受者罹患心血管疾病、感染的风险，也会给肾移植术后免疫抑制治疗用药带来一定影响。然而，这些负面影响并不能抵消肾移植手术带来的益处。移植前，移植医师会详尽地评估受者的健康状况，并给予必要治疗，以保障肾移植受者的安全。此外，随着科技的发展和临床实践经验的丰富，在治疗肾移植受者术后感染、糖尿病等并发症方面，已经形成了十分优化的诊疗策略。

204 肾移植术前患者要完善什么检查

由于移植等待时间较长，为保障手术安全，在肾移植手术前移植医生会对患者进行相应检查。检查内容如下。

（1）**常规性检查**：血、尿、大便常规，凝血功能，肝肾功能，电解质，血脂，血糖，免疫功能评估。

（2）**输血前检查**：血型，传染病筛查。

（3）**移植相关检测**：群体反应性抗体检测，交叉配型检测；患者此前群体反应性抗体检测为阳性时，进一步完善抗 HLA 抗体分型检测。

（4）**其他检查**：移植医生在问诊、体格检查过程中发现异常指征时，会完善相应检查，如患者存在咳嗽症状时，移植医生对患者进行肺部 CT 检测，以排除肺部感染。为更好地进行个体化诊疗，移植医生也会对患者进行其他必要检查，如涉及免疫抑制药物代谢的基因检测、涉及抗生素使用的部分病原微生物检测等。

205 **肾移植手术操作基本过程如何**

肾脏、输尿管、膀胱和尿道是泌尿系统的主要结构。肾移植是将移植肾从供者体内取下来，由移植医生在体外进行修整，然后再植入受者体内的过程。

移植肾植入受者体内的过程主要包括以下几个步骤。

（1）**麻醉**：由麻醉医生对受者进行全身麻醉。同时，在手术全过程中，麻醉医生将通过各种仪器和药物实时评估、调控受者生命体征，并根据手术需要调整。

（2）**手术切口**：移植肾植入的位置首选右侧髂窝，次选左侧髂窝。手术医生将逐层切开受者皮肤及皮下组织，直至暴露髂血管。

（3）**游离髂血管**：手术血管一般为髂外静脉和髂内/髂外动脉。手术医生将根据受者的血管情况（如硬化情况），选择并游离相应血管。

（4）**移植肾血管与受者血管吻合**：利用血管缝线将移植肾的肾静脉与受者的髂外静脉进行缝合，将移植肾的肾动脉与受者的髂内/髂外动脉进行缝合。

（5）**开放血流**：血管吻合好后，手术医生松开止血器具，恢复移植肾的血供。一般顺序为先静脉、后动脉。

（6）**吻合移植肾输尿管**：在移植肾的输尿管内置入输尿管支架，利用缝线将移植肾的输尿管与受者膀胱进行吻合。

（7）**关闭切口**：逐层缝合手术创面。与此同时，为方便排出手术创面渗血或积液，须在手术部位留置1~2根引流管。

（8）**麻醉后复苏**：手术操作完成后，受者将经历由全身麻醉药物完全停止至完全清醒的过程。

移植后肾脏在泌尿系统的位置示意见图5-0-3。

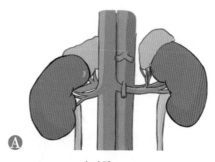

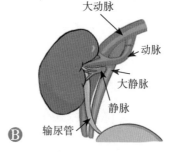

大动脉

动脉

大静脉

静脉

输尿管

图 5-0-3 移植后肾脏在泌尿系统的位置示意

注：A.正常泌尿系统；B.移植肾脏后泌尿系统。

此外，根据手术医生的个人习惯与经验，手术医生将在术前、麻醉后或术中为受者插入导尿管。一般而言，受者自身的肾脏不会被手术切除，除非发生危及受者生命健康的情况。

206 终末期肾病患者做了肾移植就没事了吗

成功的肾移植能够显著改善终末期肾病患者的健康状况及身体机能。但是，为维护良好的移植肾功能，降低各种并发症的发生风险，肾移植受者需要进行长期健康监测与医疗关注。这一过程也是患者与医务人员的持续性互动过程。

第一，肾移植受者须定期至移植医院复查。术后复查频率一般为：术后1～3个月，每周1次；术后4～6个月，每两周1次；术后7～12个月，每月1次；术后1年及以上，每季度1次。复查项目包括血、尿常规，肝肾功能，免疫抑制药物血药浓度等。移植医生会对受者和移植肾的健康状况进行评估，并根据免疫抑制药物的血药浓度、血肌酐水平、移植术后时间等信息调整免疫抑制方案。

第二，受者是自身健康和移植肾健康的第一责任人，应培养或具备以下能力和意识。①良好的依从性：移植医生会就用药、术后复查、生活习惯和饮食习惯等方面对受者进行指导，受者应当遵从这些指导意见。②自我防护意识：由于服用免疫抑制药物，受者免疫力低下，容易发生感染，需进行自我健康防护，尤其是在术后6个月以内。③自我健康监测能力：受者应密切监测自身和移植肾的健康状况，监测内容包括体温、血压、尿量、尿色、移植肾质地等。

207 肾移植后如何使用药物抗排斥反应

为抑制排斥反应，肾移植受者须长期服用免疫抑制药物，这一过程又被称为免疫抑制维持治疗。免疫抑制维持治疗通常由多种免疫抑制药物组成，这样既能达到免疫抑制疗效，也能降低单一用药的毒副作用。目前应用最为广泛的是三联免疫抑制维持治疗方案，即钙调神经磷酸酶抑制剂（calcineurin inhibitor，CNI；包括他克莫司、环孢素 A）＋霉酚酸（mycophenolic acid，MPA）类药物（如吗替麦考酚酯、麦考酚钠）＋糖皮质激素（如泼尼松、甲泼尼龙）。此外，还有哺乳动物雷帕霉素靶蛋白抑制剂（mammalian target of rapamycin inhibitor，mTORi；如西罗莫司）。

免疫抑制维持治疗药物剂量的调整是一个动态、连续的过程。起初，肾移植医师将根据受者体重、排斥反应的风险因素等，确定受者免疫抑制维持治疗药物的起始剂量，并根据免疫抑制药物浓度对 CNI、mTORi 和 / 或 MPA 的用药剂量进行调整，直至最合适状态。其后，肾移植医师将根据术后时间的长短、移植肾功能状态、机体感染程度对免疫抑制维持治疗药物的用量进行调整，随着时间的推移减少至最低用量。此外，受者应根据肾移植医师的建议调整用药，切勿自行随意调整。当忘记服药或过量服药时，也应及时咨询肾移植医师，以便做出及时、恰当的弥补措施。目前，免疫抑制维持治疗药物主要为口服药物，一般间隔 12 小时用药。为便于用药管理、避免遗漏或错用，受者可以利用定时提醒或分格药盒等工具帮助用药管理。

208　肾移植术后如何进行非药物管理

为维护机体和移植肾的健康，除了用药和定期复查外，肾移植受者应该注意以下几个方面的管理。

（1）**肾移植术后卫生管理**：由于长期服用免疫抑制药物，肾移植受者存在一定的免疫缺陷，容易发生各种感染，其中以肺部感染最为常见。因此，肾移植受者的居住环境应清洁、干燥，避免潮湿，以免滋生真菌。同时，每日定期开窗通风 1~2 次（每次 30 分钟左右），有条件者可定期使用空气消毒设备或紫外灯进行空气消毒（每次 30~60 分钟）。若使用空调或空气净化机，应定期清洗其滤芯或滤网。肾移植受者尽量避免亲自打扫卫生。社会活动时，肾移植受者应与他人保持适当社交距离，佩戴口罩，不与发生呼吸道感染的人群接触。

（2）**肾移植术后饮食管理**

1）肾移植受者应适量饮水，饮水量根据尿量、身体负荷程度调节。若移植肾功能正常，每天饮水量应超过 2 000ml；若尿量减少、移植肾功能不全，饮水量为前一天 24 小时总尿量加 500ml 左右，并减去食物中的含水量。

2）肾移植受者应选择低盐、低脂、优质蛋白饮食。肉类首选鱼、禽类。避免食用油腻、高盐食物。少吃动物内脏、海鲜，以免引起高尿酸血症。少吃生冷食物，以免腹泻。对于有糖尿病的肾移植受者，还应减少摄入含糖食物。部分人参、蜂王浆等补品能够增强人体免疫力，存在诱发排斥反应的风险，应避免食用。此外，还应避免食用影响免疫抑制药物消化吸收与代谢的食物，如柚子、绿茶、生姜、石榴等。对于中药，肾移植受者在服用前咨询肾移植医师。

（3）**肾移植术后自我监测**：肾移植受者应日常监测自身体重、体温、血压、尿量等情况。有糖尿病的肾移植受者应定时监测血糖。

（4）**肾移植术后性生活及生育方面的管理**：肾移植能够改善性激素紊乱和个体状态，使肾移植受者生殖系统功能得以恢复。性生活方面，不建议肾移植受者过早开始性生活，一般需伤口愈合、机体状态恢复后再考虑。同时，还应注意性卫生、保护移植肾区和避孕。生育方面主要考虑以下几个问题：①部分免疫抑制药物存在增加胎儿畸形的风险；②对于女性受者而言，妊娠增加母体和移植肾负担，并且产前子痫发生率高于健康人；③女性受者母乳中可能存在低浓度免疫抑制药物，母乳喂养过程中婴儿存在免疫抑制药物暴露风险。因此，肾移植受者应有计划地进行生育，生育前、妊娠过程中应该咨询肾移植医生，尤其是女性肾移植受者。

209　什么是急性移植肾失功

急性移植肾失功是指肾移植受者的免疫系统识别并攻击移植肾，造成移植肾损伤，主要与排斥反应相关。传统上，根据排斥反应发生时间、临床特点和发生机制等，将排斥反应分为以下 4 种类型。

（1）**超急性排斥反应**：是排斥反应中最剧烈的一种，常在移植肾恢复血液循环后几分钟或几小时内发生，导致移植肾出现不可逆坏死。主要原因包括：受体体内存在针对供者的特异性抗体。超急性排斥反应一旦发生，只能尽快切除移植肾。

（2）**加速性排斥反应**：为肾移植术后 3～5 天发生的剧烈、不可逆排斥反应，其本质与超急性排斥反应类似，只是强度有所减弱、发生时间有所延迟。移植前组织配型检测、抗供者抗体筛查，对避免超急性排斥反应和加速性排斥反应的发生尤为重要。

（3）**急性排斥反应**：是最常见的排斥反应类型，多发生在移植术后早期，大部分发生在移植术后一个月内。典型症状包括无明显原因的尿量显著减少和血肌酐水平快速升高。急性排斥反应的机制包括急性细胞介导的排斥反应和急性抗体介导的排斥反应，往往需要利用移植肾穿刺活检明确病因。经过治疗后，大多数急性排斥反应可以缓解。

（4）**慢性排斥反应**：发生在移植后数月或数年，缓慢发生，导致移植肾脏功能逐渐减退。慢性排斥反应是目前影响移植肾长期存活的最重要因素。慢性排斥反应的机制包括免疫性和非免疫性因素，其中免疫因素主要为急性排斥反应的反复发作和慢性抗体介导的排斥反应。对于慢性排斥反应，目前缺乏有效的治疗手段，主要是通过移植肾穿刺活检积极寻找引起慢性排斥反应的病因，并给予相应治疗。

210 什么是慢性移植肾失功

慢性移植肾失功是指肾移植术后 3 个月或更长时间发生的移植肾功能减退，主要表现为血清肌酐缓慢上升和 24 小时蛋白尿进行性加重，移植肾病理穿刺活检表现为肾动脉内膜增厚、间质纤维化以及肾小球局灶节段硬化和萎缩。常见病因包括慢性排斥反应、新发或复发的肾小球疾病、CNI 类药物毒性、BK 病毒相关性肾病（BK virus associated nephropathy，BKVAN）、尿路感染等。

定期复查对于预防或尽早发现慢性移植肾失功具有重要作用。通过连续性血肌酐检查，可以了解移植肾的功能状况以及变化趋势。通过尿常规或尿沉渣检查，可以评估是否存在尿路感染。通过 CNI 血药浓度检测，可以评估 CNI 类药物剂量是否合适并做出适当调整。通过群体反应性抗体检测、抗 HLA 抗体检测，可以了解是否存在发生排斥反应的风险。通过淋巴细胞亚群等外周血免疫细胞或分子检测，可以评估受者的免疫功能状态。当血肌酐持续性升高时，可进行移植肾穿刺活检观察病因，并制订相应治疗方案。

211 移植肾失功后如何处理

目前，肾移植成功率和移植肾短期存活率已显著提高，但仍有很多因素能够影响移植肾长期存活，如排斥反应、心血管疾病等。目前，移植肾的 10 年存活率为 60%～70%，这也意味着有部分受者会发生移植肾失功。移植肾失功后，再次肾移植仍是治疗的最佳手段，即使其效果可能比首次肾移植差。只要受者健康状况能够耐受手术，且无明显手术禁忌证，均可接受再次肾移植。否则，受者只能接受血液透析或腹膜透析等替代治疗。

移植肾失功原因影响再次肾移植的时机。血栓、移植肾破裂等非免疫原因导致的移植肾失功，受者可在健康状况允许的情况下尽早接受再次移植。感染原因导致的移植肾失功，需在感染得到完全控制后再次移植。而排斥反应导致的移植肾失功，则需要根据受者体内出现的抗 HLA 抗体强度、首次移植的时间等因素来决定再次肾移植的时机。

对于存在抗 HLA 抗体的移植肾失功患者，移植医生会在再次肾移植前进行详细评估，必要时会建议受者接受相应治疗，比如通过血浆置换、免疫吸附等手段降低或清除这些抗 HLA 抗体。同时，在等待再次肾移植的过程中，受者应服用低剂量免疫抑制药物。在配型时，移植医生也会根据受者存在的抗 HLA 抗体位点特异性情况进行匹配。

当存在以下指征时应将失功的移植肾切除，包括：超急性排斥反应；严重威胁受者健康或生命安全的手术并发症；移植肾或移植肾输尿管恶性肿瘤；肾病复发导致的严重并发症，如出现大量蛋白尿；失功移植肾的存在导致受者出现难以耐受的全身或局部症状，如反复严重出血、移植肾区持续性疼痛、难以控制的感染等；治疗肾脏相关性病毒（如多瘤病毒等）感染的需要。

212 肾移植后能吃柚子、葡萄吗

根据基因分析，柚子与葡萄柚的同源性为 70.4%。柚子同样含有呋喃香豆素成分，该成分已被鉴定为 CYP3A4 抑制剂。虽然大部分柚子品种的呋喃香豆素含量没有西柚高，但有个案报道，肾移植受者食用 100g 柚子可导致他克莫司浓度升高约 2 倍。柚子存在很大的异质性，不同柚子品种中活性抑制成分浓度可能不同，考虑到其潜在影响，服药期间最好不食用。

虽然葡萄柚和葡萄在名称方面存在相似性，但两者并非同一种属，没有任何关系。目前，仅一项研究报道饮用 200ml 紫葡萄汁送服环孢素 A 可使其生物利用度降低 30%。移植肾患者可与药物间隔至少 2 小时少量食用葡萄，而对于伴有糖尿病肾移植受者，则需要注意其对血糖的影响。

213 什么是移植术后 BK 病毒感染

BK 病毒（BK virus，BKV）是一种小型 DNA 病毒，是肾移植术后感染常见病原体，易在肾小管和尿道上皮细胞建立持久感染。BKV 感染健康个体后病毒一般不会被激活、复制。然而，对免疫功能低下的肾移植受者而言，病毒易被重新激活，并且在某些情况下，会导致 BKVAN。因缺乏特异性抗病毒药物，BKV 感染仍然是导致移植肾功能丧失和患者死亡的重要危险因素。

BKVAN 是导致移植肾失功的重要原因，与约 50% 移植肾失功相关。此外，BK 病毒感染还会增加受者尿路感染、输尿管狭窄、尿路上皮癌的发生风险。因此，BK 病毒感染监测是肾移植术后长期随访中的重要内容。

检测 BK 病毒的常见方法是检测血、尿中 BK 病毒 DNA 载量。由于 BKVAN 的发生时间中位数为肾移植术后 6~10 个月，因此筛查 BK 病毒主要是在移植后 2 年内每 1~2 个月检测一次。移植后 2 年以上者，可以适当延长检测时间。

214 怎么预防移植后泌尿道感染

泌尿道感染是肾移植术后常见并发症之一。免疫抑制药物的应用、供者因素、手术操作、留置输尿管支架和导尿管等，均能增加肾移植受者发生泌尿道感染的风险。此外，生理构造的原因，女性较男性更容易发生泌尿道感染。

为预防泌尿道感染，需要做好以下几个方面。

（1）**调控血糖**：糖尿病患者易患尿路感染的原因之一就是尿液中较高的糖分为细菌提供了良好的环境。控制血糖在较健康的范围内，有助于防控尿路感染。

（2）**及时回访，取出留置异物**：尽管材料技术日新月异，但尿路中留置的各种管道仍然为细菌定植提供了条件，故应当及时回访取出留置物。

（3）**足量饮水**：尿液的酸碱环境、冲刷作用，都不利于细菌定居、生长。足量饮水除了能够改善肾脏功能，对预防尿路感染也有益处。

（4）**保持私部清洁**：女性的泌尿系统结构与男性不同，尿道较短而距离肛门较近，临床上女性尿路感染也多于男性。对于女性患者，保持私部清洁，可以排除一部分尿路感染诱因。

（5）**及时到院排查**：尿常规可以帮助发现感染早期"无症状菌尿"，有助于在感染早期有效地控制病情，避免疾病进展。

除此之外，良好的生活习惯也有助于避免感染。蔬菜水果富含多种维生素，有利于控制炎症，促进尿路上皮修复；适当锻炼和休息有助于提高自身免疫力；感染期间避免房事，也可以防止相互感染。

55检